私の食事療法

氏名：＿＿＿＿＿＿＿＿＿＿

身長　　　　cm　　標準体重　　　　kg

体重　　　　kg　　体格指数（BMI）　　　　kg/m²　　　　年　　月　　日

指示エネルギー量　　　　キロカロリー ＝　　　　単位　　たんぱく質量　　　　g

食品交換表の分類	指示単位	たんぱく質量区分	朝食	昼食	夕食	間食	1単位の平均たんぱく質(g)	たんぱく質量(g)
表1		A					1.5	
		B					2.5	
		C					5	
		治療用特殊食品						※
表2							1	
表3		A					5	
		B					8	
		C					15	
表4							4	
表5		A					0	
		B					3	
表6							4	
調味料							3	

合計単位　　　　単位　　　　合計たんぱく質量　　　　g

※ 治療用特殊食品は使用する食品によりたんぱく質量が異なるので，実際に主に使用する食品に含まれるたんぱく質量を記入してください．

特に気をつけたいこと

あなたの糖尿病治療のためにふさわしい1日の食事からのエネルギーと栄養素の摂取量を主治医が指示し,具体的な単位配分を管理栄養士が指導します.この単位配分表は,治療の状況をみながら変更することもあります.

食品交換表の分類	指示単位	たんぱく質量区分	朝食	昼食	夕食	間食	1単位の平均たんぱく質(g)	たんぱく質量(g)
表1		A					1.5	
		B					2.5	
		C					5	
		治療用特殊食品						※
表2							1	
表3		A					5	
		B					8	
		C					15	
表4							4	
表5		A					0	
		B					3	
表6							4	
調味料							3	
合計単位	単位						合計たんぱく質量 g	

体重 kg　体格指数(BMI) kg/m²　　年　月　日

指示エネルギー量 □ キロカロリー = □ 単位　たんぱく質量 □ g

※ 治療用特殊食品は使用する食品によりたんぱく質量が異なるので,実際に主に使用する食品に含まれるたんぱく質量を記入してください.

特に気をつけたいこと

糖尿病腎症の食品交換表

第3版

日本糖尿病学会 編・著

日本糖尿病協会・文光堂

食品交換表編集委員会・腎症食品交換表改訂小委員会 (50音順)

石田　均（委員長）	高橋和眞	原島伸一	山本浩司
井上達秀	竹田晴生	福井道明	横山宏樹
井上　康	長井直子	藤本浩毅	●
絵本正憲	中塔辰明	本田佳子	渥美義仁（担当理事）
佐野喜子	西尾善彦	丸山千寿子	荒木栄一（担当理事）
幣　憲一郎	馬場園哲也	森　保道	古家大祐（担当理事）

食品交換表編集委員・腎症食品交換表改訂小委員・担当理事の利益相反に関して

　日本糖尿病学会「食品交換表」編集委員会・腎症食品交換表改訂小委員会では，委員・担当理事と糖尿病および関連疾患に関与する企業との間の経済的関係につき，以下の基準について各委員・担当理事より過去1年間の利益相反状況の申告を得た．

1. 企業・組織や団体の役員，顧問職などの有無と報酬額（1つの企業・組織や団体から年間100万円以上）
2. 株式の保有と，その株式から得られる利益（1つの企業について，1年間の株式による利益が100万円以上，あるいは当該全株式の5％以上を所有する場合）
3. 企業・組織や団体から支払われた特許使用料（1つの権利使用料が年間100万円以上）
4. 企業・組織や団体から会議の出席（発表）に対し，研究者を拘束した時間・労力に対して支払われた日当（講演料など）（1つの企業・団体からの年間の講演料が合計50万円以上）
5. 企業・組織や団体がパンフレットなどの執筆に対して支払った原稿料（1つの企業・組織や団体からの年間の原稿料が合計50万円以上）
6. 企業・組織や団体が提供する研究費（1つの企業・団体から医学研究（治験，臨床試験費，受託研究費，共同研究費など）に対して支払われた総額が年間100万円以上）
7. 企業・組織や団体が提供する奨学（奨励）寄付金（1つの企業・組織や団体から，申告者個人または申告者が所属する部局（講座・分野）あるいは研究室の代表者に支払われた総額が年間100万円以上）
8. 企業・組織や団体が提供する寄付講座に申告者らが所属している場合
9. 研究とは無関係な旅行，贈答品などの提供（1つの企業・組織や団体から受けた総額が年間5万円以上）

　委員・担当理事はすべて，「糖尿病腎症の食品交換表 第3版」の内容に関して，糖尿病および関連疾患の医療・医学の専門家あるいは専門医として，科学的および医学的公正さと妥当性を担保し，対象となる疾患の診療レベルの向上，対象患者の健康寿命の延伸・QOLの向上を旨として編集作業を行った．利益相反の扱いに関しては，日本糖尿病学会の「利益相反（COI）に関する指針」に従った．

　申告された企業名は下記の通りである（対象期間は2014年1月1日～2014年12月31日まで）．企業名は2016年2月現在の名称とした（50音順）．なお，中立の立場にある出版社や団体は含まない．

記

1：なし
2：なし
3：なし
4：アステラス製薬株式会社，アストラゼネカ株式会社，MSD株式会社，小野薬品工業株式会社，株式会社三和化学研究所，協和発酵キリン株式会社，興和創薬株式会社，サノフィ株式会社，第一三共株式会社，大日本住友製薬株式会社，武田薬品工業株式会社，田辺三菱製薬株式会社，日本イーライリリー株式会社，日本ベーリンガーインゲルハイム株式会社，ノバルティス ファーマ株式会社，ノボ ノルディスク ファーマ株式会社，バイエル薬品株式会社
5：アステラス製薬株式会社
6：アステラス製薬株式会社，大塚製薬株式会社，株式会社三和化学研究所，サイトサポート・インスティテュート株式会社，サノフィ株式会社，塩野義製薬株式会社，セイコーエプソン株式会社，大正製薬株式会社，中外製薬株式会社，日本イーライリリー株式会社，日本ベーリンガーインゲルハイム株式会社，ノボ ノルディスク ファーマ株式会社，バイエル薬品株式会社，ピー・ピー・ディー・ジャパン株式会社，森永製菓株式会社
7：アステラス製薬株式会社，アストラゼネカ株式会社，エーザイ株式会社，MSD株式会社，大塚製薬株式会社，小野薬品工業株式会社，株式会社三和化学研究所，キッセイ薬品工業株式会社，協和発酵キリン株式会社，興和株式会社，興和創薬株式会社，サノフィ株式会社，第一三共株式会社，大正富山医薬品株式会社，大日本住友製薬株式会社，武田薬品工業株式会社，田辺三菱製薬株式会社，中外製薬株式会社，テルモ株式会社，日機装株式会社，ニプロ株式会社，日本アルコン株式会社，日本イーライリリー株式会社，日本たばこ産業株式会社，日本ベーリンガーインゲルハイム株式会社，ノバルティス ファーマ株式会社，ノボ ノルディスク ファーマ株式会社，ファイザー株式会社
8：小野薬品工業株式会社，協和発酵キリン株式会社，大正富山医薬品株式会社，田辺三菱製薬株式会社，日本ベーリンガーインゲルハイム株式会社
9：なし

第3版 序

　糖尿病腎症の食事療法は，血糖コントロールのためのエネルギー量の管理，そして腎臓への負担を軽減するためのたんぱく質量の制限に，食塩量やカリウム量などの調整を上手に組み合わせて，腎機能の悪化と腎不全への移行を防ぐことを目的としています．この「糖尿病腎症の食品交換表」第3版は，「糖尿病食事療法のための食品交換表」（食品交換表）が平成25年11月に第7版へと改訂されたことを受けて作成したものです．

　今回の改訂のなかの第1の大きなポイントは，平成25年の腎症の病期分類の変更に準拠したことです．従来の腎症3A期と3B期の区分がなくなり，顕性アルブミン尿を呈し推算糸球体濾過量（eGFR：ml／分／1.73m^2）30以上のより広範な症例が新分類の第3期となりました．今回はこの第3期の患者さんの食事療法に最適化するように，原則として総エネルギー量を標準体重1kgあたり25〜30キロカロリー，たんぱく質量を同様に0.8〜1.0gに制限するものとしました．具体的にはたんぱく質制限の程度を標準体重1kgあたり0.8，0.9，1.0gの3段階とし，原則としてそれぞれの総エネルギー量が1日18〜25単位の指示単位配分例を載せています．

　次に第2のポイントとしては，食品交換表第7版との連動があります．腎症第2期から第3期へと病態が増悪した場合に，食品交換表第7版の指導内容からたんぱく質制限へと対応が円滑に進むように，第7版改訂のエッセンスが本書に織り込まれています．なかでも食品交換表の各表の1単位あたりの栄養素の平均含有量が，近年の食品摂取頻度を勘案した数値として算出されています．このことでたんぱく質制限を行いながらも炭水化物，脂質の平均的な摂取量と，それらのバランスをうまく保つことが可能となりました．なお表1については1日の指示単位数が大きいため，0.5g刻みの表記を新たに採用して誤差を少なくしてあります．

　本書を常に活用しながら，糖尿病腎症の食事療法を毎日の食生活のなかで根気よく続けることにより，一人でも多くの人において腎症の悪化による透析療法の導入が阻止されるとともに，その臨床的なエビデンスが1日も早く確立されることを心から願っております．

平成28年5月

日本糖尿病学会食品交換表編集委員会

まえがき（初版序）

　本書は，昭和40年から今日まで糖尿病の食事療法に広く用いられている「糖尿病食事療法のための食品交換表」（日本糖尿病学会編，日本糖尿病協会・文光堂発行）の姉妹編として，糖尿病性腎症のための食事療法を目的として新しく作られました．

　糖尿病性腎症を合併すると，従来の食事療法にたんぱく質や食塩の制限が加わってくるため，これまでの食品交換表では献立作りが難しくなり，専用の食事療法・食品交換表が必要となってきます．そこで，患者さんが使い慣れている「糖尿病食事療法のための食品交換表」と同じ方式で食事療法が行え，糖尿病性腎症の食事療法にスムーズに移行できるように工夫した新しい食品交換表を作成しました．

　まず，たんぱく質の制限に関しては，食品交換表の表1・表3の食品について，各々の食品1単位に含まれるたんぱく質の量（グラム数）によって区分けをしました．さらに，表1の食品は他の表の食品に比べて多く食べ，1日に摂取するたんぱく質の量を左右しますので，低たんぱく質食品などの治療用特殊食品も掲載しました．次に，食塩やカリウムの制限のためには，食塩の含量が多い食品や，表2のくだものと表6の野菜の中でカリウムを多く含む食品にマークをつけて注意を促しています．このほか，1日の摂取エネルギー量の増加については，補給用にたんぱく質をほとんど含まないエネルギー調整食品の一覧表を掲載しました．

　本書の目的をご理解のうえ，必ず医師や栄養士の指導のもとに使用されるようお願いいたしますとともに，本書を腎症を合併した糖尿病の治療に役立てていただけるよう期待します．

　平成10年4月

日本糖尿病学会食品交換表委員会

目次

1 糖尿病腎症の治療について　2

1. 糖尿病腎症とは　2
2. 糖尿病腎症治療の目標　2
3. 糖尿病腎症治療の方法　3

2 糖尿病腎症の食事療法について　4

1. 糖尿病腎症の食事療法とは　4
2. 食事療法の原則　4
3. 糖尿病腎症の病期と食事療法　4
4. 糖尿病腎症の食事療法の進め方　5
5. 本書を効果的に利用するために　6
6. 本書の基本的な考え方　7

3 糖尿病腎症の食品交換表について　8

1. 食品群の分類　8
   - 6つの食品グループ（6つの表）　10
   - 糖尿病腎症の食品分類表　11
2. 食べる量をはかるものさし……1単位＝80キロカロリー　12
3. 食品の交換 〜3つの原則〜　13

4 糖尿病腎症の食品交換表の使い方　14

1. 1日の指示単位　14
2. 1日のたんぱく質量　14
3. 1日の指示単位・たんぱく質をどの表から何単位とるか　15
4. 朝食, 昼食, 夕食, 間食へどのように配分するか　17
5. 献立のたて方　18
6. 1日23単位（1840キロカロリー／たんぱく質50g）の食事献立（例）　19
   - 1日の指示単位23単位（1840キロカロリー／たんぱく質50g）の食事献立表　26

5 食品のはかり方　28

1. 計量の大切さ　28
2. 計量器具とはかり方　28
   - 計量カップ, 計量スプーンではかった分量（g）　29

6 食事療法を長続きさせるために　30

指示単位配分例　31

目次

単位配分の仕組み …………………………………………………… 33
1　1日18単位（1440キロカロリー）の指示単位配分例 ………… 34
2　1日20単位（1600キロカロリー）の指示単位配分例 ………… 35
3　1日23単位（1840キロカロリー）の指示単位配分例 ………… 36
4　1日25単位（2000キロカロリー）の指示単位配分例 ………… 37

（付録）22～25頁に掲載した献立の調理法 ……………………… 38

表1　39

- 穀物 ………………………………………………………………… 40
- いも，炭水化物の多い野菜と種実，豆（大豆を除く）………… 42
- 治療用特殊食品（主食となるもの）……………………………… 43
  - 表1の食品（A）1単位の目安 ………………………………… 44
  - 表1の食品（B）1単位の目安 ………………………………… 45

表2　49

- くだもの …………………………………………………………… 50
  - 表2の食品（くだもの）1単位の目安 ………………………… 52

表3　55

- 魚 …………………………………………………………………… 56
- 貝 …………………………………………………………………… 60
- いか，たこ，えび，かに ………………………………………… 60
- 魚介の干物 ………………………………………………………… 61
- 水産練製品，佃煮 ………………………………………………… 62
- 魚介缶詰 …………………………………………………………… 63
- 大豆とその製品 …………………………………………………… 64
- 卵，チーズ ………………………………………………………… 65
- 肉とその加工品 …………………………………………………… 66
  - 表3の食品（A）1単位の目安 ………………………………… 68
  - 表3の食品（B）1単位の目安 ………………………………… 70
  - 表3の食品（C）1単位の目安 ………………………………… 73

表4　75

- 牛乳と乳製品（チーズを除く）…………………………………… 76

表5　77

- 油脂 ………………………………………………………………… 78

目次

- 脂質の多い種実 ……………………………………………… 78
- 多脂性食品 …………………………………………………… 79
  - 表5の食品(**A**)1単位の目安 …………………………… 80
  - 表5の食品(**B**)1単位の目安 …………………………… 81

表6 83

- 野菜の1単位の目安 ………………………………………… 84
- 緑黄色野菜 …………………………………………………… 86
  - 表6の食品(緑黄色野菜)各100g(1/3単位)の目安 ……… 87
- 淡色野菜 ……………………………………………………… 88
  - 表6の食品(淡色野菜)各100g(1/3単位)の目安 ………… 89
- 海藻, きのこ, こんにゃく ………………………………… 90
  - 表6の食品(海藻, きのこ, こんにゃく)各100gの目安 … 91

調味料 93

- みそ, みりん, 砂糖など …………………………………… 94
  - 調味料の目安と食塩量 …………………………………… 95
  - 治療用特殊食品(食塩調整食品) ………………………… 95
  - 調味料1単位の目安 ……………………………………… 96

治療用特殊食品(エネルギー調整食品), し好食品 97

- アイスクリーム, くだもの缶詰, 菓子類など ……………… 99
- アルコール飲料, し好飲料 ………………………………… 101

参考資料 102

- 食塩が多い食品 ……………………………………………… 102
- カリウムがとくに多い食品 ………………………………… 104
- コレステロールが多い食品 ………………………………… 106
- 食物繊維が多い食品 ………………………………………… 108
- 1日の指示単位とたんぱく質摂取量の目安一覧 ………… 110
- 身長・体重別の1日のたんぱく質摂取量と指示エネルギー量一覧 …… 112

糖尿病腎症の食品交換表Q&A 113

索引 120

「食品交換表」・「食品交換表 活用編」・「糖尿病腎症の食品交換表」の著作権保護のお願い

「食品交換表」が作られた経緯

　わが国では昭和35年前後から，各地で関心のある先生方が，それぞれ独自の食品交換表を作り，発表されていました．しかし各地で別々の食品交換表が用いられることにより，将来，わが国の食事療法が大変混乱するおそれがあると憂慮され，全国的に統一した食品交換表の作成が強く望まれるようになりました．

　そこで昭和38年の日本糖尿病学会年次学術集会において，全国的に統一した食品交換表を作成することが申し合わされ，「食品交換表作成委員会」が結成され，昭和40年9月に日本糖尿病学会編「糖尿病治療のための食品交換表」の初版が上梓されました．また，引き続き設置された「食品交換表編集委員会」において，内容の見直しと改訂を行ってきました．

　さらに平成14年には「食品交換表第6版」を発行し，平成16年にはその「CD-ROM版」，平成19年には「食品交換表 活用編」を発行し，平成25年に「食品交換表第7版」の発行となったものです．他方，本学会は，平成10年には「糖尿病性腎症の食品交換表」を発行し，今般第3版を発行いたしました．

無断転載事件と引用許可審査

　初版発行以来「食品交換表」は，糖尿病患者さんの食事療法のテキストとして広く普及してまいりましたが，その反面，多数の書籍に引用されるようになり，中には誤った引用や「食品交換表」の代替物をねらったものも混じるようになりました．昭和53年には，「食品交換表　第3版」を全面転載した書籍が無断で出版され，本学会は裁判所から仮処分決定を得て，この書籍の差し押さえを行いました．

　本学会はこの事件をきっかけとして，「引用許可基準」を設定し，食品交換表編集委員会が，これに基づいて適正な引用であるかどうか引用許可審査を行い，今日に至っています．

　なお，平成17年に「食品交換表」に対する著作権侵害事件が発生し，平成18年本学会がこれに提訴し被告である医学書関連の出版社との間で平成20年に以下の条項の裁判上の和解が成立しています[※]．
- 被告は「食品交換表」掲載の各表が，著作権法上保護される編集著作物であることを認める．
- 被告は「食品交換表」を引用する書籍を出版する場合は，原告（本学会）の定める引用に関する基準を尊重することを確認する．

（[※] 糖尿病52(3)：260-265, 2009）

本学会から会員各位および読者の皆様へのお願い

　発行から長い年月が経つうちに，このような経緯をご存じない会員も増えているように思われます．そこで，会員各位および読者の皆様に，以下の2点を改めてお願い申し上げます．

> 1）「食品交換表」・「食品交換表 活用編」・「糖尿病腎症の食品交換表」の著作権（編集著作権も含む）は本学会が所有しており，引用・転載などを行う場合には必ず，本学会の許諾を得ていただきたいこと．
> 2）許諾を得る場合には，本学会事務局（TEL：03-3815-4364）宛に引用許可申請書をお送りいただきたいこと．

　会員各位および読者の皆様には，引用許可審査の趣旨をご理解のうえ，「食品交換表」・「食品交換表 活用編」・「糖尿病腎症の食品交換表」の著作権保護に一層のご協力を賜りたく，よろしくお願い申し上げます．

平成28年5月

日本糖尿病学会食品交換表編集委員会

糖尿病腎症の食品交換表 第3版

表1
- 穀物
- いも，炭水化物の多い野菜と種実
- 豆（大豆を除く）
- 治療用特殊食品（主食となるもの）

表2
- くだもの

表3
- 魚介
- 大豆とその製品
- 卵，チーズ
- 肉

表4
- 牛乳と乳製品（チーズを除く）

表5
- 油脂
- 脂質の多い種実
- 多脂性食品

表6
- 野菜（炭水化物の多い一部の野菜を除く）
- 海藻
- きのこ
- こんにゃく

調味料
- みそ，みりん，砂糖など

糖尿病腎症の治療について

1 糖尿病腎症とは

　糖尿病腎症（以下，腎症）とは，糖尿病による高血糖が長年持続することにより，体内の老廃物をろ過する機能をになう腎臓の糸球体（しきゅうたい）が障害される病気です．糸球体からの蛋白質の漏れが多くなり蛋白尿になります．蛋白尿が高度になると低蛋白血症になり，糸球体のろ過する働きが弱くなることと相まってむくみが起こってきます．さらに進行すると，体内の老廃物や水分，塩分の排泄が損なわれ腎不全状態になり，最終的には透析療法や腎移植などが必要になります．

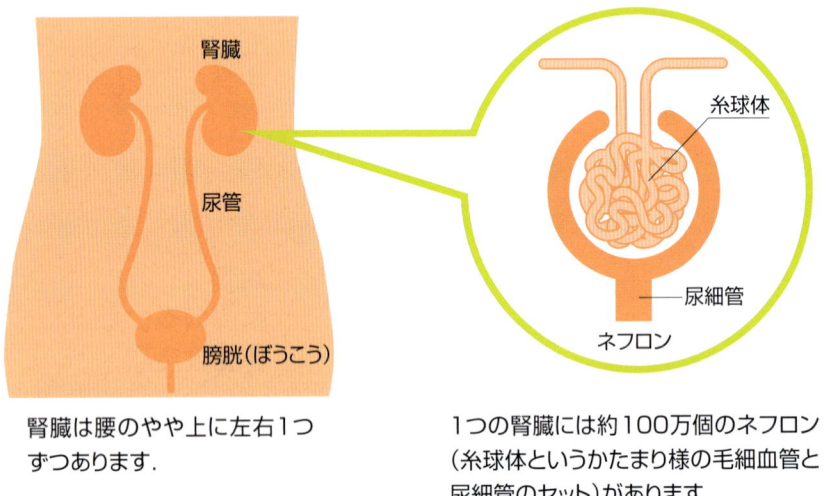

腎臓は腰のやや上に左右1つずつあります．

1つの腎臓には約100万個のネフロン（糸球体というかたまり様の毛細血管と尿細管のセット）があります．

2 糖尿病腎症治療の目標

　腎症の治療の目標は，血糖，体重，血圧，血清脂質の良好なコントロール状態を維持することにより，①腎症の進行が原因で透析療法の導入に至らないようにすること，②腎症だけでなく他の糖尿病合併症（網膜症，神経障害）や動脈硬化症（心筋梗塞，脳梗塞，足壊疽）の発症や進行を防ぐことです．

透析療法とは

腎臓の血管が障害され，ろ過機能をはたせなくなり全身のむくみなどをきたした場合，この状態を是正するために，腎臓の機能を代替する治療が透析療法です．腎症により年間約16000人（2014年集計）が透析療法を導入され，透析療法導入の最も多い原因となっています．

3 糖尿病腎症治療の方法

　腎症の進行を防ぐためには，良好な血糖コントロールが基本ですが，同時に血圧の厳しいコントロールも重要です．「高血圧治療ガイドライン2014」では，糖尿病患者の場合，血圧の目標値として収縮期血圧／拡張期血圧を130/80mmHg未満にするよう提言しています．

　血圧のコントロールに際しても，食事療法は大きな役割を担っています．食塩の制限を行うこと（1日6g未満），肥満を是正すること，禁煙をすることが大切です．運動療法は，腎症の状態によっては，むしろ腎症を悪化させることもありますので，主治医とよく相談しましょう．

　食事療法などを行っても目標血圧まで下がらない場合には，治療薬の内服による降圧療法が必要になります．

　腎症の進行を防ぐには，食事中のたんぱく質量を減らすことが必要になります．そのため，従来の食事療法にたんぱく質摂取量の制限が加わり，食事内容が変わってくることになります．腎症のたんぱく質制限食の内容をよく理解して，実践することが重要です．病状によって，カリウムの制限が加わりますが，主治医・管理栄養士とよく相談して食事療法を進めることが大切です．たんぱく質量を少なくした治療用特殊食品をうまく利用すると，腎症の食事療法が実施しやすくなります（16頁のコラム，116頁のQ9を参照）．

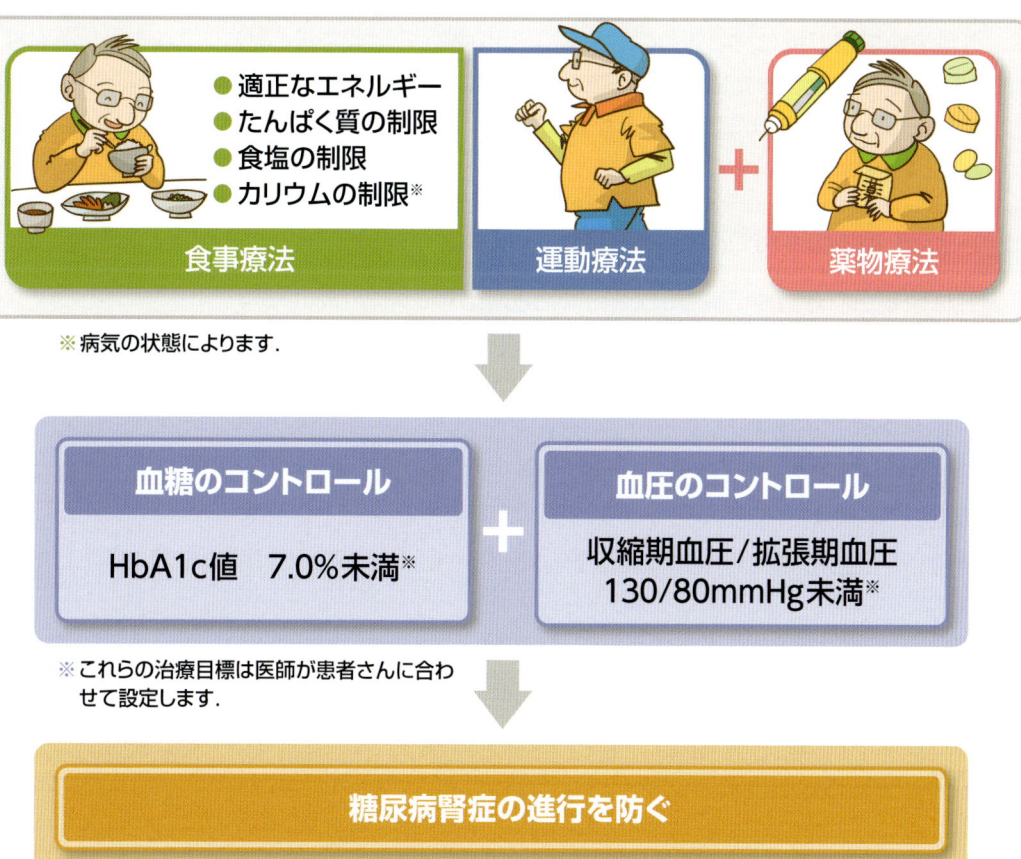

糖尿病腎症の食事療法について

1 糖尿病腎症の食事療法とは

　腎症の食事療法は，糖尿病と診断された方がこれまで「糖尿病食事療法のための食品交換表」に基づいて実践してきた糖尿病の食事療法をもとに，血糖コントロールのためのエネルギー量の管理，腎臓への負担を避けるためのたんぱく質摂取量の制限，血圧コントロールのための食塩量の制限，電解質・ミネラルバランスを保つためのカリウムの制限を上手に行って，腎機能悪化を遅らせ，腎不全への移行をくい止めるための大切な治療です．

2 食事療法の原則

　たんぱく質の過剰な摂取は腎機能低下を促進します．また食塩の過剰な摂取は高血圧を悪化させ，腎機能低下を促進します．このため腎症の食事療法は，腎症のない方の食事療法とは多少異なり，その原則は指示されたエネルギー量を確保することと同時に，病期に合わせてたんぱく質量や食塩摂取量を制限することです．さらに腎症の経過中に，高カリウム血症があればカリウム摂取量の制限が新たに加わることもあります．糖尿病主治医や腎臓専門医，管理栄養士と相談しながら食事療法を進めることが大切です．

3 糖尿病腎症の病期と食事療法

　腎症は尿蛋白や腎機能に基づいて第1期から第5期の病期があります．
- 第1期（腎症前期）は腎症の徴候を認めない状態です．
- 第2期（早期腎症期）では腎機能は保たれていますが，微量アルブミン尿（30〜299mg/gクレアチニン）を認めます．
- 第3期（顕性腎症期）では顕性アルブミン尿（300mg/gクレアチニン以上）となり，腎機能も徐々に低下します．
- 第4期（腎不全期）は推算糸球体濾過量（eGFR：ml/分/1.73m^2）が30未満に低下した状態です．
- 第5期（透析療法期）は血液透析や腹膜透析によって腎臓の機能を代替している状態です．

　腎症第3期と第4期では，腎機能の低下を抑えるためにたんぱく質の摂取量を制限します．一方で身体の蛋白質の分解を少なくするために1日の総エネルギー量を適正に確保することが必要です．

糖尿病腎症の病期ごとの食事療法の指導基準

病期	1日の総エネルギー量*	1日のたんぱく質量	1日の食塩相当量	1日のカリウム量
第1期 腎症前期	標準体重1kgあたり 25〜30キロカロリー	総エネルギーの 20％以下	高血圧があれば 6g未満	制限せず
第2期 早期腎症期	標準体重1kgあたり 25〜30キロカロリー	総エネルギーの 20％以下	高血圧があれば 6g未満	制限せず
第3期 顕性腎症期	標準体重1kgあたり 25〜30キロカロリー	標準体重1kgあたり 0.8〜1.0g	6g未満	制限せず（高カリウム血症があれば2g**未満）
第4期 腎不全期	標準体重1kgあたり 25〜35キロカロリー	標準体重1kgあたり 0.6〜0.8g	6g未満	1.5g未満
第5期 透析療法期	標準体重1kgあたり 30〜35キロカロリー	標準体重1kgあたり 0.9〜1.2g	透析治療法により異なる	

＊肥満度や身体活動量により異なる　　＊＊51.2mEq

（日本糖尿病学会編・著：糖尿病治療ガイド2016-2017, 84頁, 2016より引用・一部改変）

4　糖尿病腎症の食事療法の進め方

　主治医は，患者さんが1日に食事から摂取する総エネルギー量とたんぱく質量や食塩量（場合によってはカリウム量）を指示します．

　この指示に基づいて，管理栄養士などが，本書の使い方や献立のたて方などを指導します．食品交換のルールに則って毎日の献立の主食や副食，間食をとりかえることで，バリエーションのある食事を楽しみながら腎症の食事療法を行うことが可能となります．

糖尿病腎症の病期分類に応じた食品交換表の使い分け

日本糖尿病学会編・著「糖尿病食事療法のための食品交換表」第7版（日本糖尿病協会・文光堂発行）は腎症第1期と第2期の方の食事療法に適しています．その姉妹書である本書「糖尿病腎症の食品交換表」第3版は，標準体重1kgあたり0.8〜1.0gにたんぱく質摂取量を制限されている第3期の方の食事療法に最も適したものです．また，たんぱく質を標準体重1kgあたり0.8g摂取するよう指示されている第4期の方の指導にも本書を応用することができます．たんぱく質を標準体重1kgあたり0.6〜0.8g未満に厳しく制限する第4期の方や透析療法を受けている第5期の方の食事療法は，本書の内容を参考としつつ腎臓専門医の指導の下に個々の患者さんの病気の状態と治療方針に従って行います．

5 本書を効果的に利用するために

　本書「糖尿病腎症の食品交換表」(以下,「腎症食品交換表」)第3版は姉妹書である「糖尿病食事療法のための食品交換表」(以下,「食品交換表」)第7版に準拠した食事療法のテキストです．本書の内容に従って食事をすれば，治療に適したエネルギー量，栄養素を無理なく自然に摂取できる仕組みになっています．

　「食品交換表」は約50年前の昭和40年9月に第1版が発行され，長年にわたり食事療法の指導に活用されてきました．「食品交換表」は糖尿病患者さんが行うべき食事療法の基本を解説しているのに対して，「腎症食品交換表」は，糖尿病の慢性合併症である腎症の治療のために，たんぱく質の制限を必要とする方の食事療法を解説しています．したがって腎症第1期と第2期の方には「食品交換表」の食事療法が適しており，主に腎症第3期と一部の第4期の方に「腎症食品交換表」の食事療法が適用されます(5頁のコラム参照)．

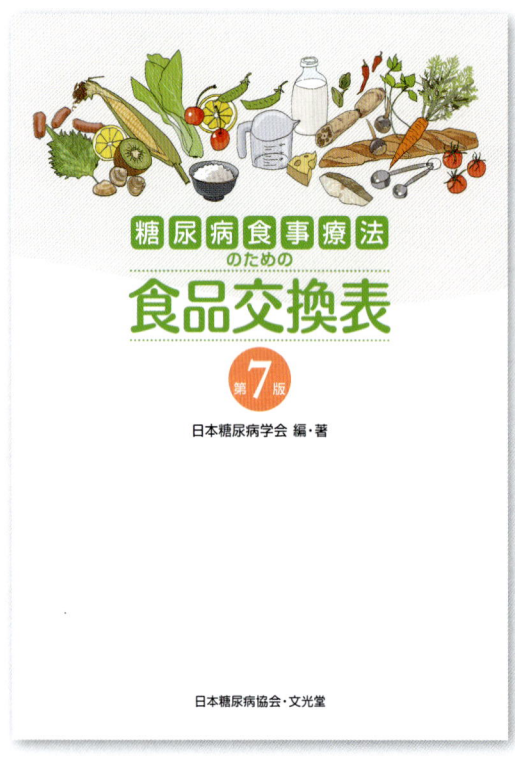

糖尿病食事療法のための食品交換表
第7版(平成25年発行)
たんぱく質制限を必要としない腎症第1期と第2期の患者さんに対応

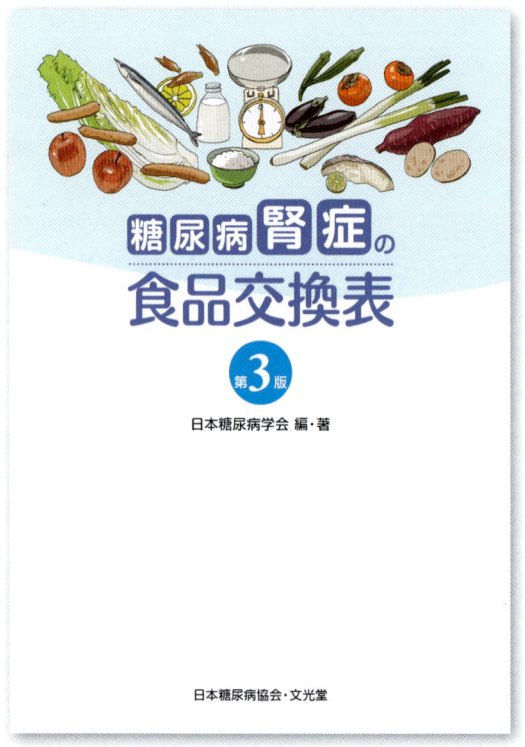

糖尿病腎症の食品交換表
第3版
たんぱく質制限を必要とする腎症第3期と一部の第4期の患者さんに対応

6 本書の基本的な考え方

▶1日のエネルギー摂取量の基準は標準体重1kgあたり25～30キロカロリー

食事療法の実践にあたっては個々の患者さんに適したエネルギー摂取量を，体格や腎機能，身体活動量を考慮して医師が指示します．本書では1日のエネルギー摂取量の基準を標準体重※1kgあたり25～30キロカロリーとしています．

※ 標準体重(kg)＝身長(m)×身長(m)×22

▶たんぱく質を多く含む 表3 や 表4 の食品の摂取量を減らしている

「食品交換表」の単位配分例と比べると，たんぱく質を多く含む 表3 や 表4 の食品の摂取量が減って，かわりにたんぱく質をそれほど多く含まない 表1 や 表5 の食品の摂取量が増えることになります．

▶ 表1 ， 表3 ， 表5 をたんぱく質含有量によって細区分している（8～9頁参照）

「食品交換表」では栄養素の組成によって， 表1 ～ 表6 と 調味料 に食品を分類していますが，本書ではさらにたんぱく質含有量の違いによって 表1 と 表3 をA・B・Cの3区分， 表5 をA・Bの2区分に区分しています．A→B→Cの順に1単位あたりのたんぱく質含有量が多くなります．腎症を有する患者さんはたんぱく質を制限する必要があるので，たんぱく質含有量が多いC区分の食品はあまり勧められません．

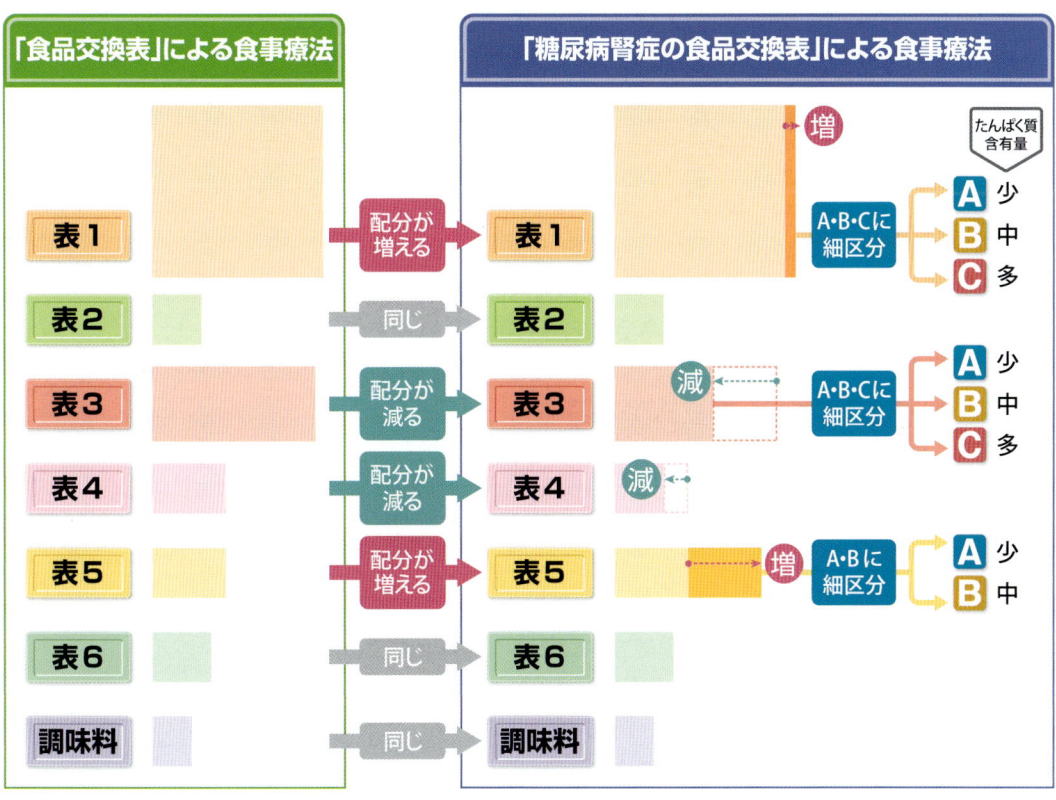

3 糖尿病腎症の食品交換表について

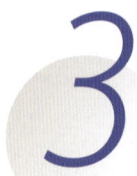

1 食品群の分類

「腎症食品交換表」では，私たちが日常食べている多くの食品を，多く含まれている栄養素によって，6つの食品グループ（6つの表）と調味料に分けてあります．それぞれの表から，どのような栄養素が摂取できるのか知っておきましょう（10, 11頁参照）．

表1 は， （39〜48頁）

- 炭水化物のうちでんぷんを多く含む食品です．
- 1単位80キロカロリーあたりで，
  - A たんぱく質を0〜1.9g
  - B たんぱく質を2.0〜3.9g
  - C たんぱく質を4.0g以上

  含んでいます．
- たんぱく質量を低減させた治療用特殊食品があります．
- カリウムを多く含む食品があります．
- 穀物類，いも類やその加工品，かぼちゃなどの野菜，くりやぎんなんなどの種実類，大豆以外の豆類がこの表の仲間です．

表2 は， （49〜54頁）

- 炭水化物のうち果糖やブドウ糖を多く含む食品です．
- 食物繊維やビタミンC，ミネラルも多く含みます．
- 1単位80キロカロリーあたりで，たんぱく質を平均1g含んでいます．
- カリウムを多く含む食品があります．
- くだもの類（アボカドを除く）がこの表の仲間です．

表3 は， （55〜74頁）

- たんぱく質を多く含む食品です．1単位80キロカロリーあたりで，
  - A たんぱく質を0〜5.9g
  - B たんぱく質を6.0〜11.9g
  - C たんぱく質を12.0g以上

含んでいます．
- 脂質も比較的多く含みます．
- ビタミンB群やミネラルの供給源でもあります．
- 食塩を多く含むものがあります．
- 魚介，大豆とその製品，卵，チーズ，肉がこの表の仲間です．

表4 は，　　　　　　　　　　　　　　　　　　　　75～76頁

- カルシウムを多く含む食品です．
- たんぱく質を含む食品です．
 1単位80キロカロリーあたりで，たんぱく質を平均4g含んでいます．
- 炭水化物のうち乳糖を含む食品です．
- 脂質も比較的多く含みます．
- 牛乳と乳製品（チーズを除く）がこの表の仲間です．

表5 は，　　　　　　　　　　　　　　　　　　　　77～82頁

- 脂質を多く含む食品です．
- 1単位80キロカロリーあたりで，
  - A たんぱく質を0～1.9g
  - B たんぱく質を2.0g以上
  含んでいます．
- 油脂や脂質の多い種実，肉のあぶら身，アボカドなどがこの表の仲間です．

表6 は，　　　　　　　　　　　　　　　　　　　　83～92頁

- 食物繊維やビタミン，ミネラルの供給源となります．
- 1単位80キロカロリーあたりで，たんぱく質を平均4g含んでいます．
- カリウムを多く含みます．
- 野菜，海藻，きのこ，こんにゃくがこの表の仲間です．

調味料 のなかには，　　　　　　　　　　　　　　　　93～96頁

- 糖質やたんぱく質，脂質などが含まれるものがあります．
- 食塩を多く含むものがあります．
- みそ，みりん，砂糖や市販のルウ（カレー，ハヤシ）などがこの表の仲間です．

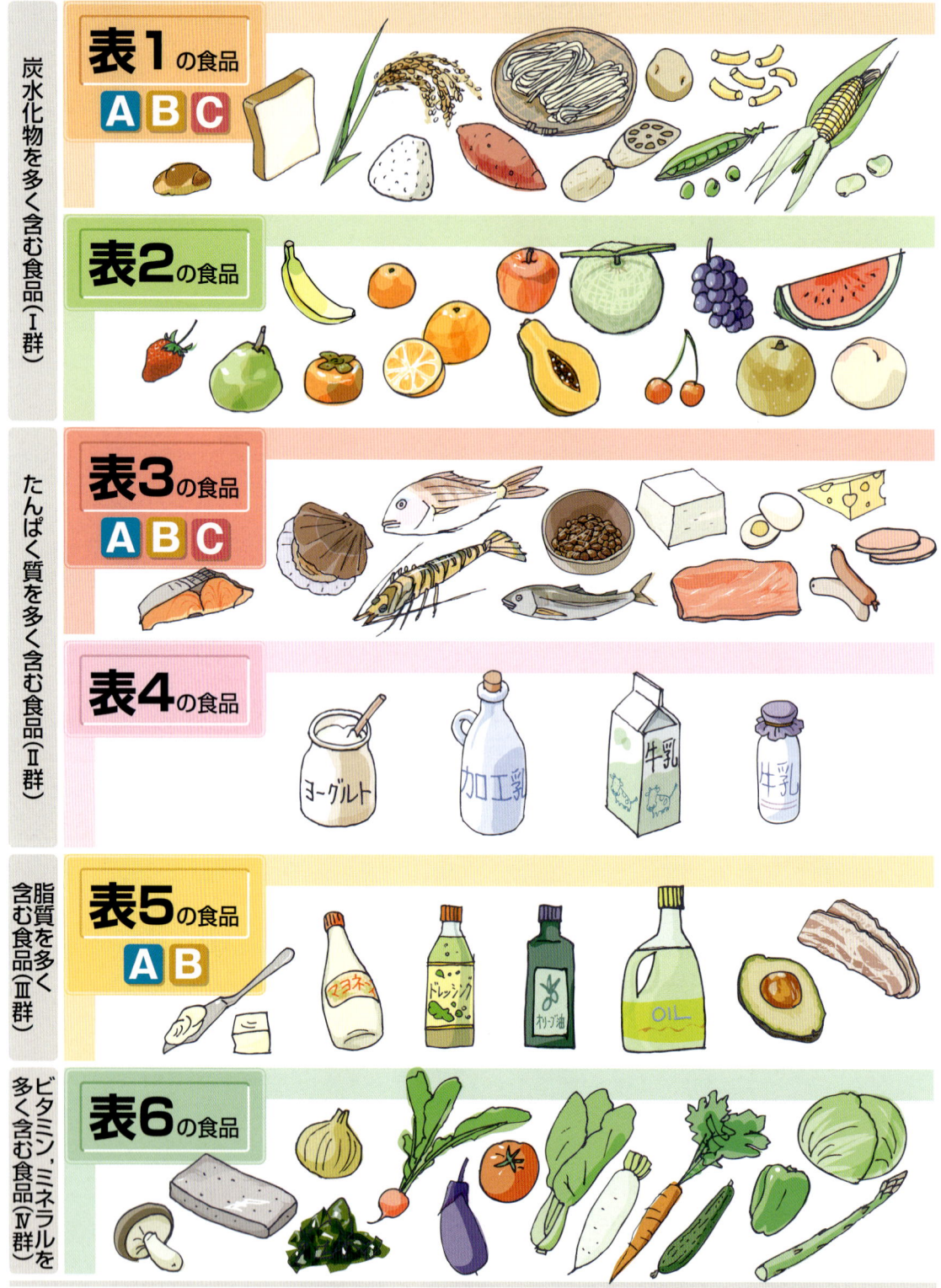

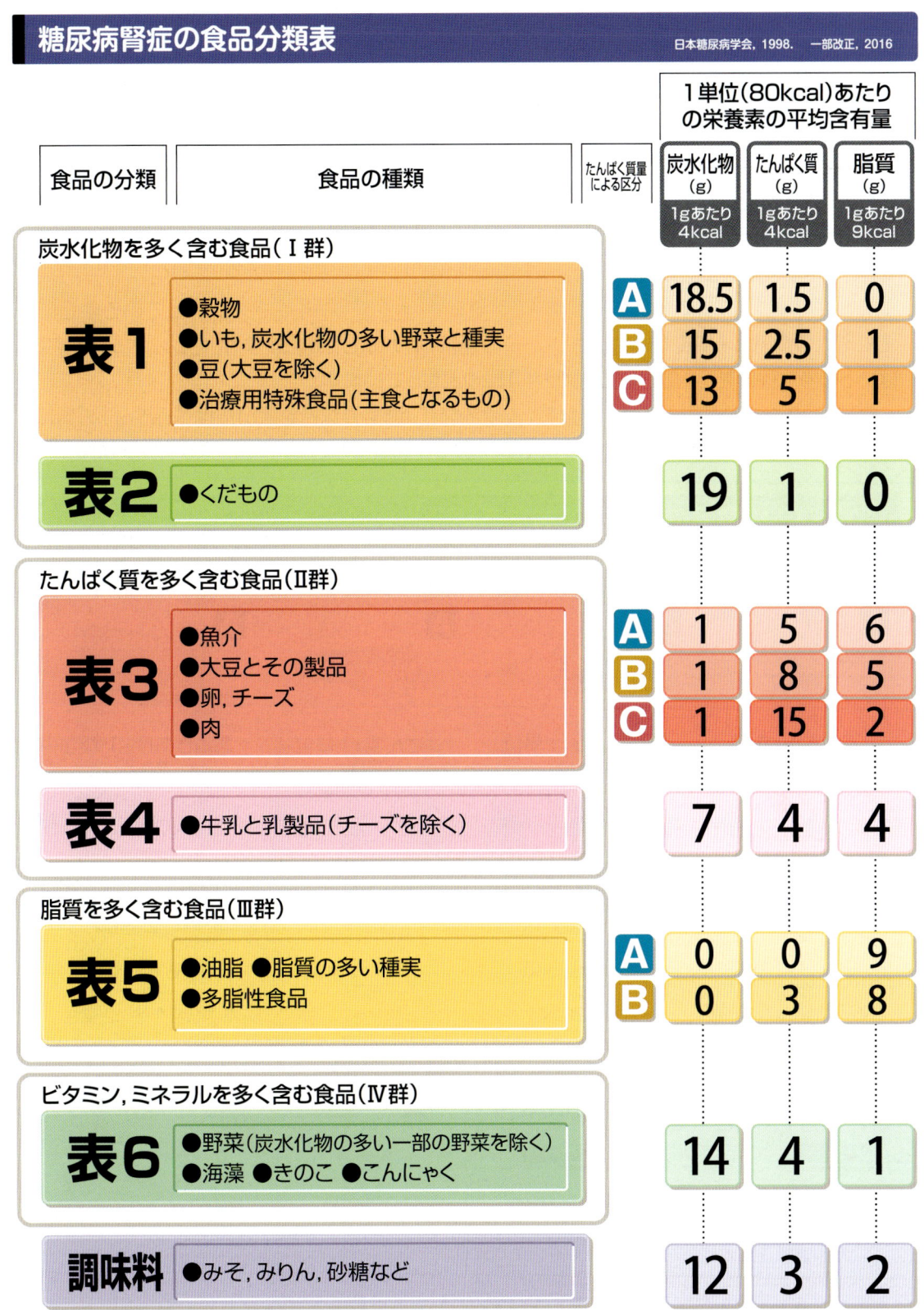

2 食べる量をはかるものさし……1単位＝80キロカロリー

1単位 ＝ 80キロカロリー

　この「腎症食品交換表」では，1単位を80キロカロリーと決めています．80キロカロリーを1単位と決めたのは，日本人が日常生活でよく食べる量が，80キロカロリーかその倍数になっているためです．たとえば，じゃがいもは中1個（110g）が1単位，鶏卵は1個（50g）が1単位などとわかりやすくなっています．

　そして，表1，表2，表3，表4，表5，表6，調味料の各表にのっている食品に，それぞれの食品の1単位（80キロカロリー）の重量（g）が示してあります（ただし，表6の野菜はいろいろな種類をとりあわせて300gが1単位となっています）．

　なお，くだものや魚などでは，可食部（皮や芯など，頭や骨などを除いた食べる部分）の重量で示してあります．さらに，1単位中のたんぱく質量と食塩量も右端に同時に示してあります．

いろいろな食品の1単位にあたる量

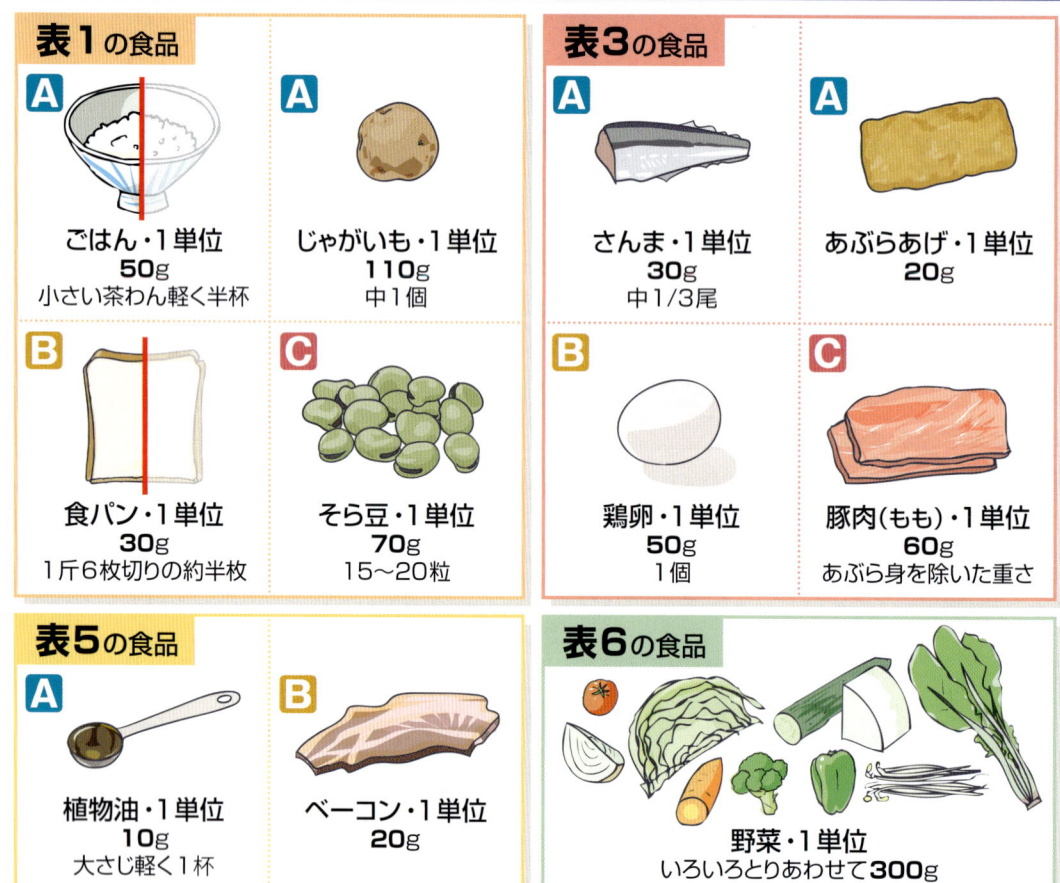

　表1と表3はA・B・Cに，表5はA・Bにさらに細かく区分され，この区分に従って食品を選びます．

3 食品の交換 ～3つの原則～

腎症の食事療法では，たんぱく質量の制限が必要になります．そこで「腎症食品交換表」では，主食となる 表1 をたんぱく質量に従って，A・B・C の3区分，主に主菜の食材となる 表3 も A・B・C の3区分，表5 も A・B の2区分に分けてあります．「腎症食品交換表」には，「食品交換表」の2つの原則に加えて，たんぱく質の制限を意識した A・B・C の区分にも注意する3つ目の原則があります（115頁のQ5参照）．

▶原則① 違う表の食品とは交換しない

表1 ごはん50gと 表3 あぶらあげ20gは同じ1単位ですが，違う表の食品のため，交換はしません．

▶原則② 同じ表の同じ区分の食品とは交換できる

同じ区分にある食品間では互いに交換することができます．例えば，ごはんとじゃがいもは，同じ 表1 の A 区分です．表も区分も同じため，1単位となるごはん50gのかわりにじゃがいも110gを交換して食べることができます．

▶原則③ 同じ表でも違う区分の食品との交換には注意が必要

同じ表でも A・B・C などの区分の違う食品とは，含まれているたんぱく質量が違うので，交換には注意が必要です．たとえば下の図のように，いわし40gと豚肉（もも）60gは同じ1単位ですが，いわしは 表3 の B 区分，豚肉（もも）は 表3 の C 区分の食品ですから，いわしのかわりに豚肉（もも）を食べるとたんぱく質の摂取量が多くなるので，交換は望ましくありません．逆に，B 区分のいわしから A 区分のあぶらあげへの交換でしたら，たんぱく質はむしろ制限されることになります．

区分をこえた交換については，115～116頁のQ5～8も参考にしてください．

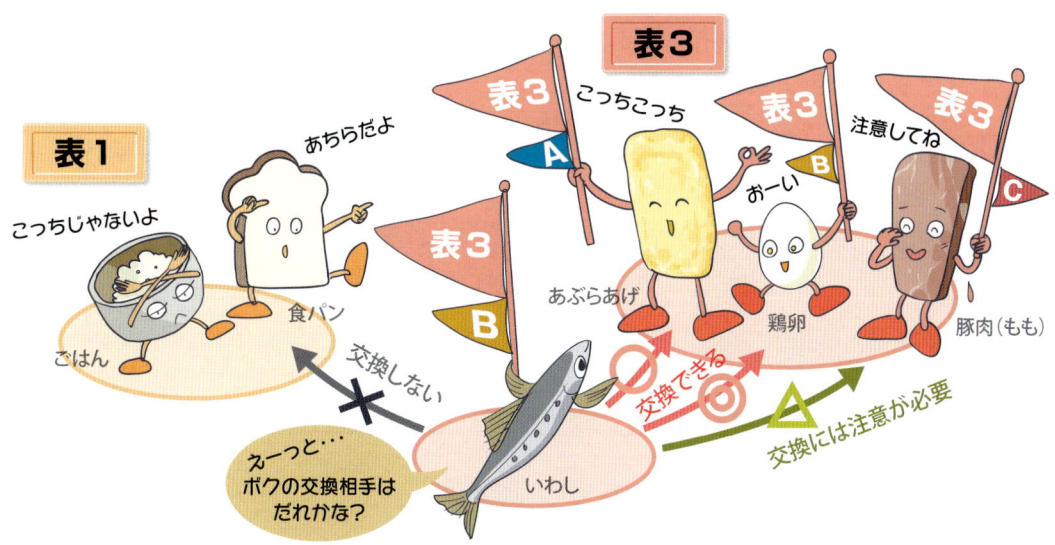

糖尿病腎症の食品交換表の使い方

1　1日の指示単位

「腎症食品交換表」では，主治医から1日の指示エネルギー量は「1日に何単位です」というように指示されます．これを「1日の指示単位」といいます．

たとえば，指示エネルギー量が1840キロカロリーの場合には，1単位は80キロカロリーですから，1840÷80＝23となり，1日23単位と指示されます．この場合には「腎症食品交換表」から1日に23単位の食品を選んで献立をつくればよいことになります．

● エネルギー量を単位に変える一例

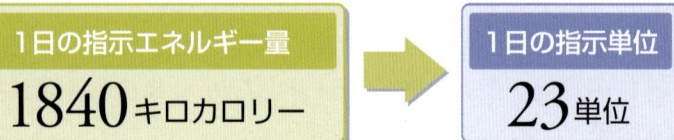

2　1日のたんぱく質量

「腎症食品交換表」では，1日のたんぱく質量も指示エネルギー量と同様に，「たんぱく質は1日何gです」と5g刻みで指示されるので，管理栄養士と相談しながら，自分に合った献立をつくっていきましょう．

▶ たんぱく質量の目安について

腎症第3期では，1日のエネルギー摂取量は標準体重1kgあたり25〜30キロカロリー，たんぱく質摂取量は標準体重1kgあたり0.8〜1.0gが基準とされています．以下の表に，たとえば標準体重1kgあたり29〜30キロカロリーのエネルギー摂取量として1日18〜25単位の指示とした場合における，標準体重1kgあたりのたんぱく質量が1.0g，0.9g，0.8g相当となる1日のたんぱく質摂取量の目安を示しました．

● 1日のエネルギー摂取量が29〜30キロカロリー/kg標準体重とした場合の
　1日のたんぱく質摂取量の目安（例）（5g刻みで表記）

1日の指示単位	1日のたんぱく質摂取量 標準体重1kgあたりのたんぱく質量		
	1.0gの場合	0.9gの場合	0.8gの場合
18単位（1440キロカロリー）	50g	45g	40g
20単位（1600キロカロリー）	55g	50g	45g
23単位（1840キロカロリー）	60g	55g	50g
25単位（2000キロカロリー）	65g	60g	55g

したがって標準体重が60kgの場合には，1日の指示単位が23単位（1840キロカロリー）ですので，たんぱく質量は1日50〜60gとなります．医師は病状やこれまでの食習慣を考慮して60g（標準体重1kgあたりたんぱく質1.0g相当），55g（標準体重1kgあたりたんぱく質0.9g相当），50g（標準体重1kgあたりたんぱく質0.8g相当）のいずれかを指示します．それぞれの単位配分例は34〜37頁に示します．

これらの目安は標準体重1kgあたり29〜30キロカロリーを摂取エネルギーとしたものです．肥満の是正が必要な方などエネルギー量を標準体重1kgあたり25〜26キロカロリーか27〜28キロカロリーにする場合，あるいは十分なエネルギー摂取が必要な方でエネルギー量を31〜35キロカロリーにする場合には，110〜112頁の参考資料の表を参考とします．

3　1日の指示単位・たんぱく質をどの表から何単位とるか

▶たんぱく質制限を守るための配分のしかた

食事の献立をつくるためには，まず1日に「腎症食品交換表」のどの表から何単位をとるか管理栄養士と相談して決めます．主治医からは体格や腎症の病期を考慮した1日の指示単位とたんぱく質量が指示されます．管理栄養士は1日の指示たんぱく質量を考慮して，指示単位を「腎症食品交換表」の 表1 から 表6 へ振り分けます． 表1 ， 表3 ， 表5 については細区分の配分も決めます．

たとえば，1日の指示単位が23単位（1840キロカロリー），たんぱく質50gの場合， 表1 に13単位（うちA区分に9単位，B区分に4単位）， 表2 に1単位， 表3 に2単位（うちA区分に0.5単位，B区分に1.5単位）， 表4 に1単位， 表5 に4単位（すべてA区分）， 表6 に1.2単位， 調味料 に0.8単位というように振り分けるとちょうど医師の指示通りの食事になります（34〜37頁参照）．

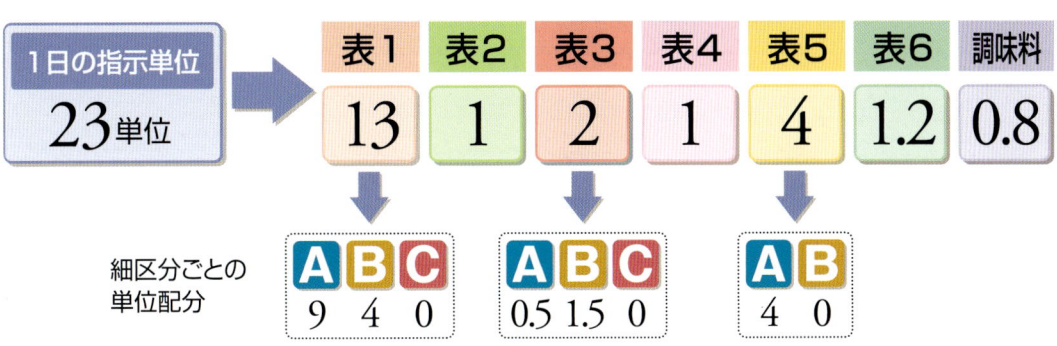

「1日の単位」の配分例：23単位（1840キロカロリー）
たんぱく質50g（標準体重1kgあたりたんぱく質0.8g相当）

治療用特殊食品（主食となるもの）の使い方

低たんぱく質ごはんや低たんぱく質めんなどの治療用特殊食品（43頁参照）を主食の一部に用いることで，表1 から摂取するたんぱく質量を低く抑えることが可能となります（116頁のQ9参照）．下の①の単位配分例の1食分の主食（表1 のA区分5単位）を治療用特殊食品に置き換えると，表1 からのたんぱく質は約8g減少します．かわりに表3 のB区分を1単位増やし，エネルギーは表5 を1単位減らして調整することで，下の②の単位配分例になります．管理栄養士はその人の食事習慣やし好を参考にし，献立に合った治療用特殊食品の上手な利用法をアドバイスします．

① 治療用特殊食品（主食となるもの）を用いない単位配分例

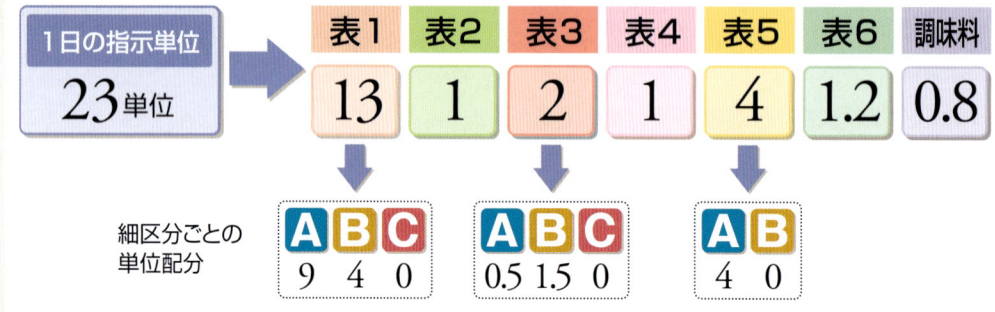

② 治療用特殊食品（主食となるもの）を用いた単位配分例

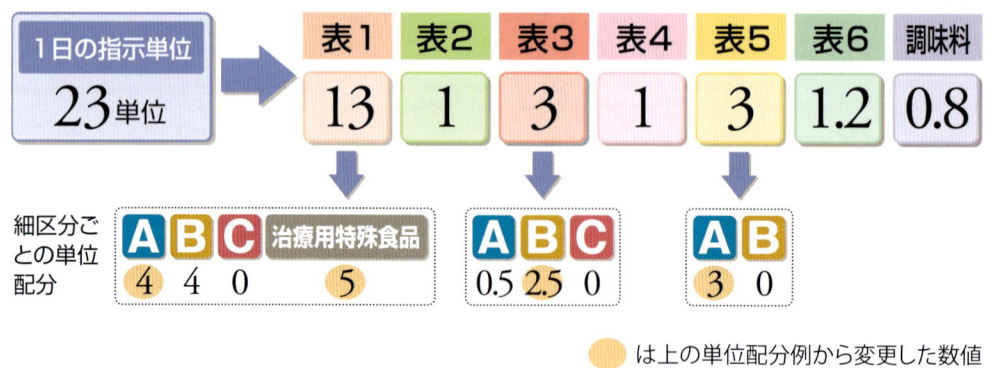

4　朝食，昼食，夕食，間食へどのように配分するか

　このように振り分けられた「腎症食品交換表」の1日の指示単位は，朝食，昼食，夕食の3回の食事にほぼ均等に分けて，残りを間食に配分するようにします．たとえば，朝食や昼食を軽くすませて，夕食にまとめて食べるなど，1回の食事にまとめてたくさん食べると，食後の血糖値が高くなりやすいので，糖尿病の治療はもちろん健康のためによくありません．

　特に，表1（穀物，いもなど）と表3（魚介，大豆とその製品，卵，チーズ，肉）の食品の1日の指示単位を，それぞれ朝食，昼食，夕食にほぼ均等に配分することによって，エネルギー配分のよい食事とすることができます．さらに全体として1日の指示たんぱく質量を超えないようにするために表1，表3，表5では食品のたんぱく質量区分に注意しましょう．

朝食，昼食，夕食，間食への配分の原則

表	食品	配分の原則
表1の食品	穀物，いも豆など	できるだけ均等に朝食，昼食，夕食に配分します．間食に用いる場合は1単位程度を目安に配分します．
表2の食品	くだもの	朝食，昼食，夕食，間食のどこでとってもかまいません．
表3の食品	魚介，大豆，卵，チーズ，肉	できるだけ均等に朝食，昼食，夕食に配分します．
表4の食品	牛乳など	朝食，昼食，夕食，間食のどこでとってもかまいません．
表5の食品	油脂，多脂性食品など	その日の料理にあわせて，朝食，昼食，夕食，間食に適宜分けて使います．
表6の食品	野菜，海藻，きのこ，こんにゃく	朝食，昼食，夕食に分けてとります．間食でとってもかまいません．
調味料	みそ，みりん，砂糖など	その日の料理にあわせて，朝食，昼食，夕食，間食に適宜分けて使います．

5 献立のたて方

▶献立をたてる順序

　毎日の食事は，34～37頁に示したような単位配分例に基づいて，「腎症食品交換表」の 表1 ～ 表6 の各表から指示されている単位分の食品を選び， 調味料 と合わせて献立をつくります．

　まず，朝食，昼食，夕食で食べたいと思う主食（ 表1 の穀物，いもなど）と主菜（ 表3 の魚介，大豆とその製品，卵，チーズ，肉， 表5 の多脂性食品）を選び，副菜となる 表6 の野菜を添えると献立の骨格ができあがります． 表2 の食品（くだもの）と 表4 の食品（牛乳など）は，朝食，昼食，夕食，間食のいずれかでとるようにします． 表5 の食品（油脂）と 調味料 は，1日の指示単位を料理にあわせて朝食，昼食，夕食，間食に分けて使います．

　治療用特殊食品（主食となるもの）である低たんぱく質のごはん，パン，めんなどを使用する献立では，朝食，昼食，夕食のいずれかまたは振り分けて使います．

▶「腎症食品交換表」をみて各食品の指示単位相当量を決める

　朝食，昼食，夕食と間食の各食事で，それぞれどんな食品をどんな料理で食べるかが決まったら，「腎症食品交換表」をみて，それらの食品の指示単位に相当する重量を求めましょう．

　たとえば，朝食で 表1 の食品の指示単位が A 区分3単位の場合，これをごはんにするときは，「腎症食品交換表」の 表1 （ A 区分，40頁）をみると，ごはん1単位50gですから，50g×3単位＝150gとなります．

　他の食品についても，これと同様に，それぞれの食品がのっている「腎症食品交換表」の表をみて，指示単位に相当する重量を求めます．

▶材料をはかりながら調理

　献立ができたら，あとは料理をつくるときに，もう一度「腎症食品交換表」をみて，献立に使った食品1単位のグラム数を調べ，はかりで重量をはかって確認してから調理すれば，単位配分例で指示された通りの食事ができあがります．

間食について

朝食，昼食，夕食の3回の食事に加えて，それらの間にとる食事を間食といいます．間食はエネルギー摂取を分散する効果があり，患者さんのライフスタイルや治療法・低血糖防止を考慮して，医師や管理栄養士が指示します．

6　1日23単位（1840キロカロリー／たんぱく質50g）の食事献立（例）

　これまで説明してきた1日の指示単位が23単位（1840キロカロリー），たんぱく質50gの単位配分例に基づいて，朝食，昼食，夕食と間食の献立をたててみましょう（20〜27頁）．

食事献立（例）の単位配分　1日の指示単位 **23単位**（1840キロカロリー）たんぱく質50gの朝食，昼食，夕食，間食への配分例

食品交換表の分類	指示単位	たんぱく質量区分		朝食	昼食	夕食	間食
表1	13	A	9	1	4	4	
		B	4	3		0.5	0.5
		C					
		治療用特殊食品					
表2	1				1		
表3	2	A	0.5			0.5	
		B	1.5	0.5	0.5	0.5	
		C					
表4	1				1		
表5	4	A	4	1.5	1.2	1.3	
		B					
表6	1.2				1.2		
調味料	0.8				0.8		

　　　　　　　　　　　　　は，各食事に適宜配分することを表す．

　20〜27頁の食事献立の単位配分を示しています．これはあくまで一例で，管理栄養士はその人の食習慣やし好を参考にし，単位配分例を変更することができます．

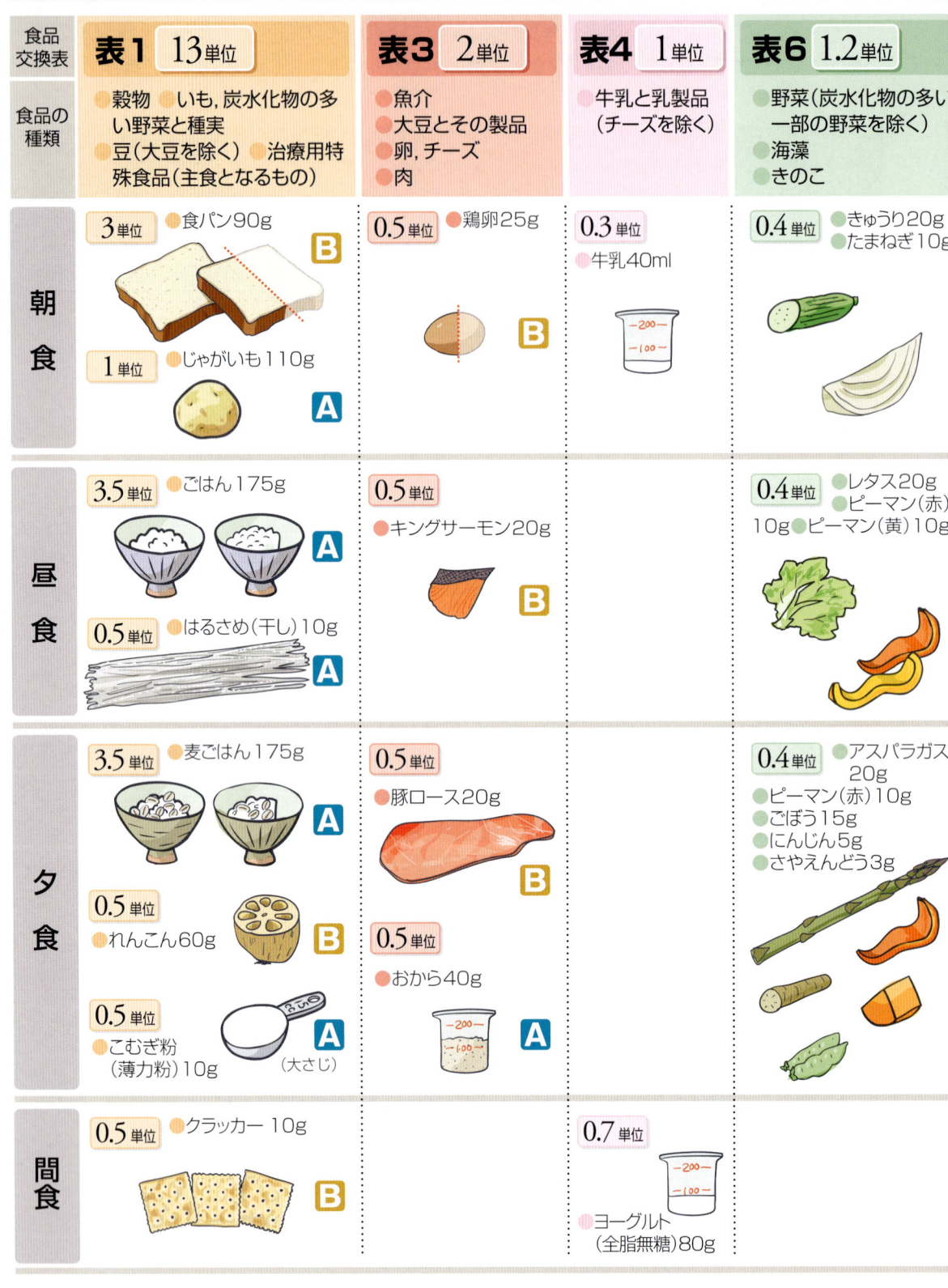

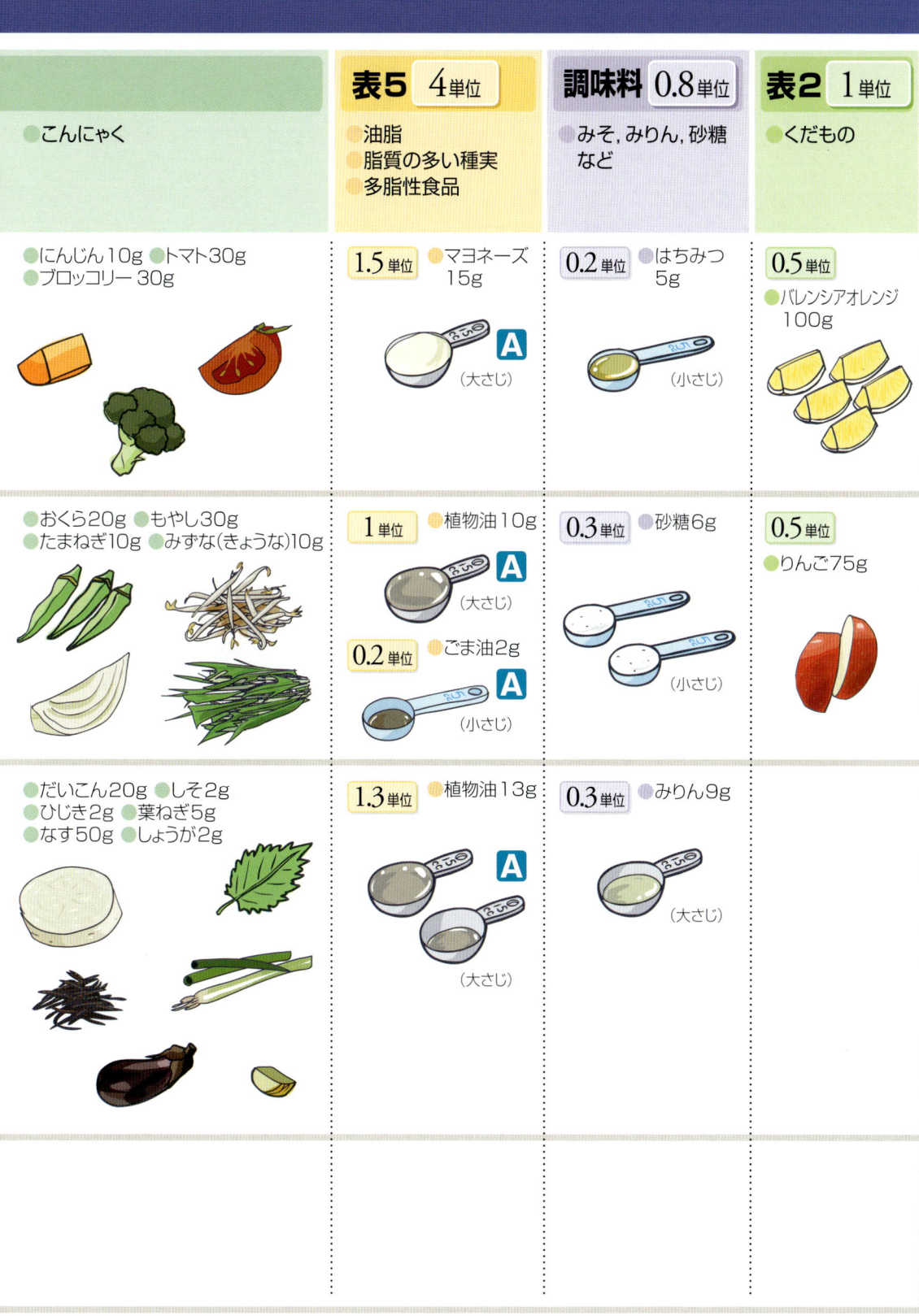

朝食　1日23単位（1840キロカロリー／たんぱく質50g）の献立例

	表1	表2	表3	表4	表5	表6	調味料	合計
朝食の単位	4 (A/B)	0.5	0.5 (B)	0.3	1.5 (A)	0.4	0.2	7.4

- パン ●はちみつ ●ポテトサラダ ●バレンシアオレンジ
- ミルクティー

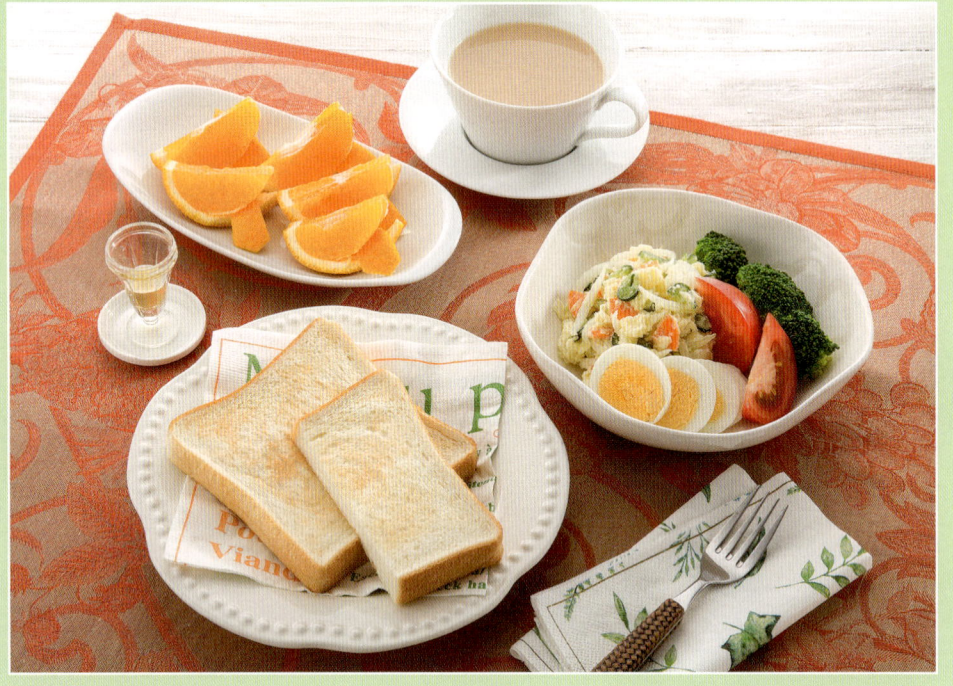

- [表1] 食パン90g（B：3単位），ポテトサラダにじゃがいも110g（A：1単位）を使います．
- [表3] ポテトサラダに鶏卵25g（B：0.5単位）を使います．
- [表4] ミルクティーに牛乳40ml（0.3単位）を使います．
- [表6] ポテトサラダにきゅうり20g，たまねぎ10g，にんじん10gを使い，トマト30g，ブロッコリー30gを添えます．
- [表5] ポテトサラダにマヨネーズ15g（A：1.5単位）を使います．
- [調味料] 食パンにはちみつ5g（0.2単位）を添えます．ポテトサラダに食塩0.2g，こしょう少々を使います．
- [表2] バレンシアオレンジ100g（0.5単位）．

（この献立の調理法については38頁参照）

4 糖尿病腎症の食品交換表の使い方　23

昼食　1日23単位（1840キロカロリー／たんぱく質50g）の献立例

	表1	表2	表3	表4	表5	表6	調味料	合計
昼食の単位	4 (A)	0.5	0.5 (B)		1.2 (A)	0.4	0.3	6.9

- チャーハン　● はるさめの和え物　● コンソメスープ
- りんごのシャーベット

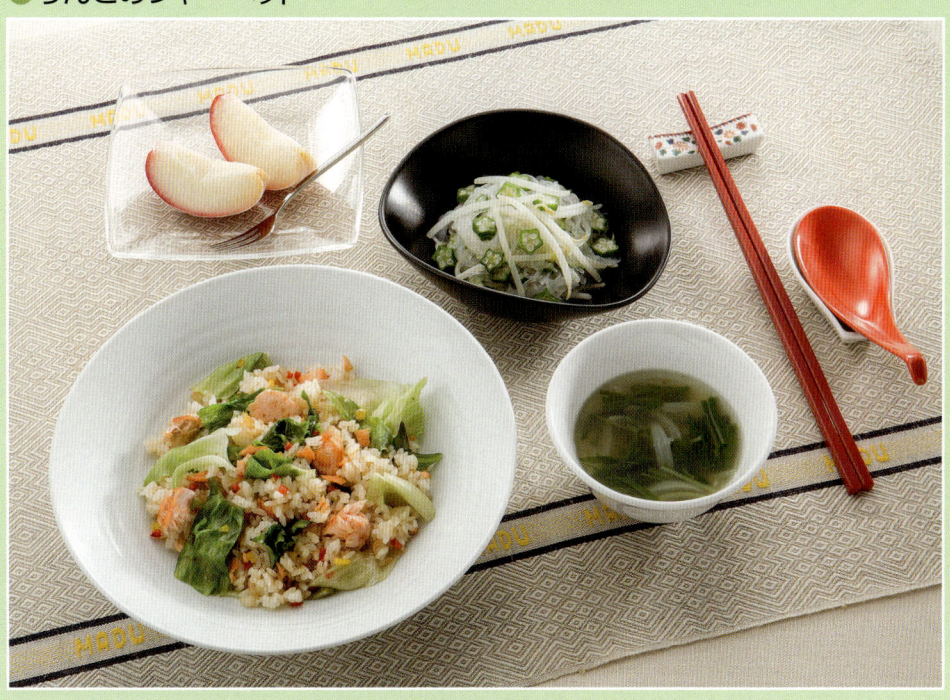

- [表1] チャーハンにごはん175g（A：3.5単位）を使います．はるさめの和え物にはるさめ（干し）10g（A：0.5単位）を使います．
- [表3] チャーハンにキングサーモン20g（B：0.5単位）を使います．
- [表6] チャーハンにレタス20g，ピーマン（赤）10g，ピーマン（黄）10gを使います．はるさめの和え物におくら20g，もやし30gを使います．コンソメスープにたまねぎ10g，みずな（きょうな）10gを使います．
- [表5] チャーハンに植物油10g（A：1単位）を使います．はるさめの和え物にごま油2g（A：0.2単位）を使います．
- [調味料] チャーハンに食塩0.8g，しょうゆ2gを使います．はるさめの和え物に食塩0.2g，砂糖2g（0.1単位），酢6g，しょうゆ1gを使います．コンソメスープに固形コンソメ1g，食塩0.2g，こしょう少々を使います．りんごのシャーベットに砂糖4g（0.2単位）を使います．
- [表2] りんごのシャーベットにりんご75g（0.5単位）を使います．

（この献立の調理法については38頁参照）

夕食 1日23単位（1840キロカロリー／たんぱく質50g）の献立例

	表1	表2	表3	表4	表5	表6	調味料	合計
夕食の単位	4.5 ＡＢ		1 ＡＢ		1.3 Ａ	0.4	0.3	7.5

- 麦ごはん ● アスパラガスの肉巻き野菜ソテー添え ● 野菜のかきあげ
- 天つゆ ● うの花 ● 焼きなすのお浸し

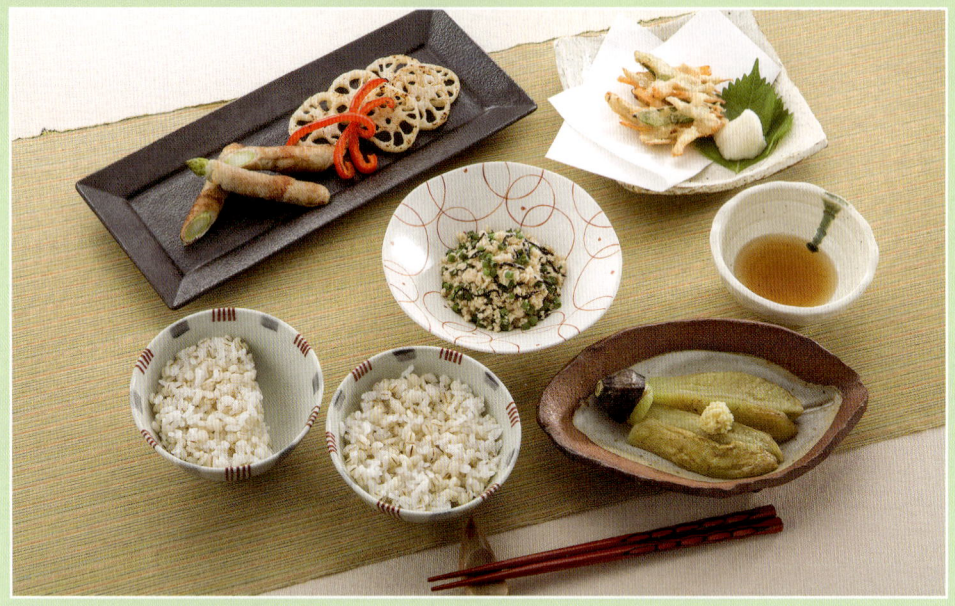

表1 米と押し麦1:1で麦ごはん175g（Ａ:3.5単位）にします．アスパラガスの肉巻き野菜ソテー添えにれんこん60g（Ｂ:0.5単位）を使います．野菜のかきあげにこむぎ粉（薄力粉）10g（Ａ:0.5単位）を使います．

表3 アスパラガスの肉巻き野菜ソテー添えに豚ロース20g（Ｂ:0.5単位）を使います．うの花におから40g（Ａ:0.5単位）を使います．

表6 アスパラガスの肉巻き野菜ソテー添えにアスパラガス20g，ピーマン（赤）10gを使います．野菜のかきあげにごぼう15g，にんじん5g，さやえんどう3gを使います．だいこんおろしにだいこん20gを使い，しそ2gを添えます．うの花にひじき2g，葉ねぎ5gを使います．なす50gを焼きなすにして，しょうが2gを添えます．

表5 アスパラガスの肉巻き野菜ソテー添えに植物油3g（Ａ:0.3単位）を使います．野菜のかきあげに植物油8g（Ａ:0.8単位）を使います．うの花に植物油2g（Ａ:0.2単位）を使います．

調味料 アスパラガスの肉巻き野菜ソテー添えに食塩0.2g，こしょう少々を使います．天つゆにしょうゆ3g，みりん2g（0.1単位）を使います．うの花にみりん7g（0.2単位），しょうゆ3gを使います．焼きなすのお浸しにしょうゆ2gを使います．

（この献立の調理法については38頁参照）

間食 1日23単位（1840キロカロリー／たんぱく質50g）の献立例

	表1	表2	表3	表4	表5	表6	調味料	合計
間食の単位	0.5 Ⓑ			0.7				1.2

- クラッカー
- ヨーグルト

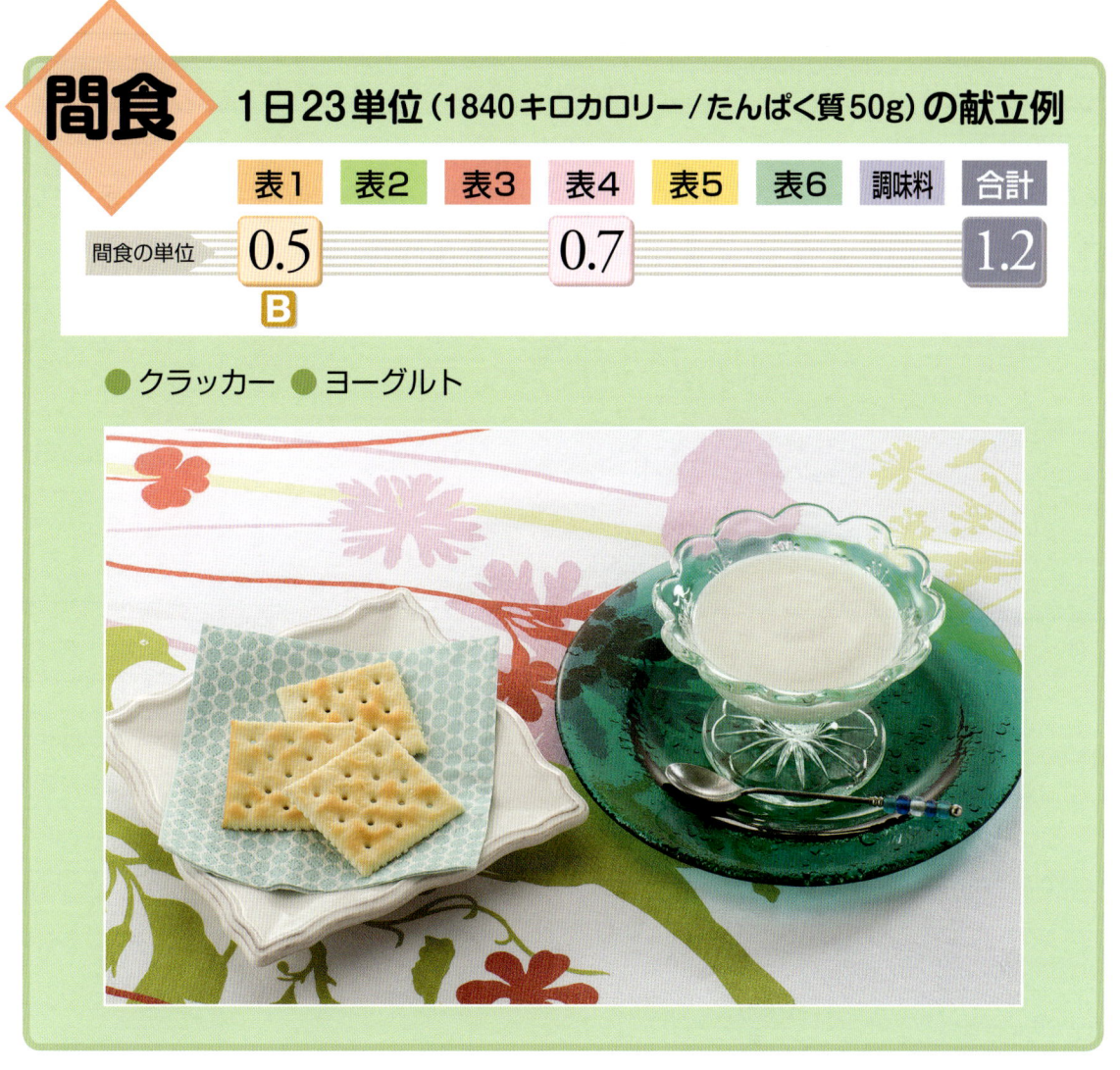

表1	クラッカー 10g（Ⓑ：0.5単位）
表4	ヨーグルト（全脂無糖）80g（0.7単位）

（この献立の調理法については38頁参照）

表3の食品を交換して献立を変えてみましょう

表3の食品を交換して変化にとんだ食事を楽しみましょう．
- この献立の朝食の鶏卵25g（Ⓑ：0.5単位）をロースハム20g（Ⓑ：0.5単位）に変えるのもよいでしょう．
- 昼食のキングサーモン20g（Ⓑ：0.5単位）を鶏卵25g（Ⓑ：0.5単位）に変えることもできます．
- 夕食の豚ロース20g（Ⓑ：0.5単位）をいわし（まいわし）20g（Ⓑ：0.5単位）に変更して，いわしのソテーにするのもよいでしょう．

このようにして，朝食，昼食，夕食，間食のいずれも，この献立で使った食品を，同じ表3の，同じたんぱく質量区分の中の食品と同じ単位数で交換して，献立を変えてみましょう．

1日の指示単位 23単位（1840キロカロリー/たんぱく質50g）の食事献立表

この献立表は，19頁に示した配分例にもとづいた献立（20〜25頁参照）です．
それぞれの料理に使った食品が，「腎症食品交換表」のどの表の食品何単位に相当するか示しています．

	料理名	食品名	グラム	表1(単位) A	表1 B	表1 C	表2 (単位)	表3 (単位) A	表3 B	表3 C	表4 (単位)	表5 (単位) A	表5 B	表6 (単位)	調味料 (単位)
朝食	パン	食パン	90		3.0										
	はちみつ	はちみつ	5												0.2
	ポテトサラダ	じゃがいも	110	1.0											
		鶏卵	25						0.5						
		食塩	0.2												
		こしょう	少々												
		きゅうり	20											＊	
		たまねぎ	10											＊	
		にんじん	10											＊	
		マヨネーズ	15									1.5			
		トマト	30											＊	
		ブロッコリー	30											＊	
	バレンシアオレンジ	バレンシアオレンジ	100				0.5								
	ミルクティー	牛乳（普通牛乳）	40								0.3				
		紅茶	160												
小計(7.4単位)				1.0	3.0		0.5		0.5		0.3	1.5		0.4	0.2
昼食	チャーハン	ごはん	175	3.5											
		キングサーモン	20						0.5						
		レタス	20											＊	
		ピーマン(赤)	10											＊	
		ピーマン(黄)	10											＊	
		植物油	10									1.0			
		食塩	0.8												
		しょうゆ	2												
	はるさめの和え物	はるさめ(干し)	10	0.5											
		おくら	20											＊	
		もやし	30											＊	
		食塩	0.2												
		砂糖	2												0.1
		酢	6												
		しょうゆ	1												
		ごま油	2										0.2		
	コンソメスープ	たまねぎ	10											＊	
		みずな(きょうな)	10											＊	
		固形コンソメ	1												
		食塩	0.2												
		こしょう	少々												
	りんごのシャーベット	りんご	75				0.5								
		砂糖	4												0.2
小計(6.9単位)				4.0			0.5		0.5			1.2		0.4	0.3

4 糖尿病腎症の食品交換表の使い方

	料理名	食品名	グラム	表1(単位) A	B	C	表2(単位)	表3(単位) A	B	C	表4(単位)	表5(単位) A	B	表6(単位)	調味料(単位)
夕食	麦ごはん	麦ごはん	175	3.5											
	アスパラガスの肉巻き野菜ソテー添え	アスパラガス	20											*	
		豚ロース	20					0.5							
		食塩	0.1												
		こしょう	少々												
		植物油	1									0.1			
	（付け合わせ）	れんこん	60		0.5										
		ピーマン(赤)	10											*	
		食塩	0.1												
		こしょう	少々												
		植物油	2									0.2			
	野菜のかきあげ	ごぼう	15											*	
		にんじん	5											*	
		さやえんどう	3											*	
		こむぎ粉(薄力粉)	10	0.5											
		植物油	8									0.8			
	だいこんおろし	だいこん	20											*	
		しそ	2											*	
	天つゆ	しょうゆ	3												
		みりん	2												0.1
	うの花	おから	40					0.5							
		ひじき	2											*	
		葉ねぎ	5											*	
		植物油	2									0.2			
		みりん	7												0.2
		しょうゆ	3												
	焼きなすのお浸し	なす	50											*	
		しょうが	2											*	
		しょうゆ	2												
小計(7.5単位)				4.0	0.5		0.5	0.5				1.3		0.4	0.3
間食	クラッカー	クラッカー	10		0.5										
	ヨーグルト	ヨーグルト(全脂無糖)	80								0.7				
小計(1.2単位)					0.5						0.7				
1日の合計(23単位)				9.0	4.0		1.0	0.5	1.5		1.0	4.0		1.2	0.8

注1) ＊印は，野菜1.2単位350gが朝・昼・夕食に適宜配分されていることを示しています．
注2) 調味料のうち，食塩，しょうゆ，酢，固形コンソメ，こしょうはエネルギー量がわずかなので，単位の計算から除きます．

《参考》
この1日の食事に含まれる種々の栄養素量を示します（調理前の食材より算出）．

たんぱく質…………………49g	多価不飽和脂肪酸……………17g
脂質…………………………55g	コレステロール……………166mg
炭水化物…………………296g	食物繊維………………………26g
糖質………………………270g	食塩相当量……………………5.8g
ビタミンC………………234mg	カリウム…………………2764mg
飽和脂肪酸…………………11g	（調理により損失します（104頁参照））
一価不飽和脂肪酸…………21g	リン………………………824mg

（文部科学省科学技術学術審議会資源調査分科会編：日本食品標準成分表2015年版（七訂），2015による計算値）

5 食品のはかり方

1 計量の大切さ

　最初のうちは,「腎症食品交換表」の各表に示してある目安量にたよらずに1単位の重量を実際に計測して,食品の単位数を正しく把握することが食事療法をスムーズに進めるコツです.何回も食品をはかっていると目安量がわかるようになり,目安量で料理できるようになります.少し慣れてきたら,週末や1ヵ月に1回程度,食品をはかって料理し,目安量が間違っていないかどうかを確認することが見積りの精度を高めます.普段,料理ができない,外食が多い,という場合には,よく食べるメニューなどで,このプロセスを踏まえて量をはかり,できあがった料理から自分の食べる量を見積るようにします.

2 計量器具とはかり方

▶はかり,計量カップ,計量スプーン

　はかりは,少量でも正確に計量できるように,目盛りが1g単位の料理用のものを選びましょう.実際に食べる量をはかりますので,容器ごとはかる場合は,はかった後に容器の重さを差し引くことを忘れないようにしましょう.風袋(茶碗,皿,ボールなどの容器の重さ)引きの機能があるはかりは,はじめに0(ゼロ)あわせをして使いましょう.

　計量カップや計量スプーンには,いろいろな形や材質のものがありますが,正確にはかれるものを選びましょう.計量カップは200mlまたは250ml,計量スプーン*は大さじが15ml,小さじは5mlです.

　計量カップではかるときはカップをたたいたり,手で押し込んだりしてはいけません.計量スプーンではかるときは,たっぷり山盛りにすくいとりヘラなどで平らにすりきります.

▶料理前に計量する

　食品は煮る,蒸す,焼くなどの料理によって水分が減り,重さも10～30%減ってしまいます.また,カレーやシチューなどのような煮込み料理に入れる肉は,30～50%も重さが減ってしまいます.ですから,食品は料理前にはかる習慣をつけることが大切です.

▶くだもの,一尾ものの魚のはかり方

　皮や芯付きのくだものは,「腎症食品交換表」の「皮,芯を含んだ重さ」を参考にしてください.あじ,さんまなどの一尾ものの魚や殻付きの貝をはかるときは,備考欄の「頭,骨,内臓付きの重さ」「殻付きの重さ」を参考にしてください.

*本書の大さじ,小さじは,計量スプーンを基準にしています.

計量カップ，計量スプーンではかった分量（g）

食品名	小さじ 5ml	大さじ 15ml	カップ 200ml
みそ	6 (g)	18 (g)	
しょうゆ	6	18	
塩	6	18	
砂糖（上白糖）	3	9	
マーマレード，ジャム	7	21	
トマトケチャップ	6	18	
ウスターソース	6	18	
マヨネーズ	4	12	
クリーム（生）	5	15	
油	4	13	
バター	4	13	
ごま	3	9	
粉乳	2	6	
パン粉	1	3	
こむぎ粉	3	9	110 (g)
オートミール			80
米（精白米）			160
あずき			170

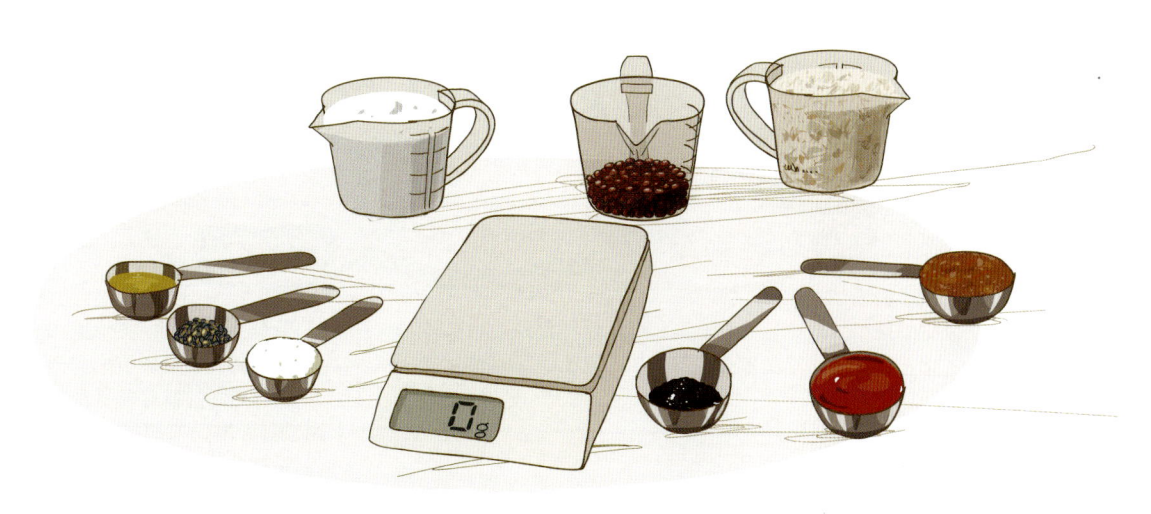

6 食事療法を長続きさせるために

　腎症の食事療法はむずかしいものではありません．むずかしいのは，毎日の食生活の中でこれらの指示を守り，根気よく続けることです．階段を登るようにひとつひとつの「腎症食品交換表」の正しい使い方を身につけていきましょう．「腎症食品交換表」を正しく理解すると，食事療法を行うことが容易になります．わからないことや困ったことがある場合は，問題を放置せず主治医や管理栄養士に相談して解決しましょう．

主治医は，ひとりひとりに適したエネルギーや特にたんぱく質量に配慮した栄養素の摂取量を指示します．

患者さんに適した食事療法の内容（エネルギーと特にたんぱく質量に配慮した栄養素の配分）を指示するとともに，食事療法の必要性や重要性などについて説明します．

患者さんにあわせた食事療法を支援するように指示します．

わからないことや困ったことを相談しましょう．

食事療法の経過を報告したり，調整の相談をします．

わからないことや困ったことを相談しましょう．

主治医

患 者

管理栄養士

主治医や管理栄養士からの指示に従って食事を工夫します．

ひとりひとりの生活に合わせて，食事療法がうまくいくように支援します．

管理栄養士は，主治医の指示に沿って単位配分表を作成し，「腎症食品交換表」を用いて献立のたて方など具体的な食生活について指導をします．

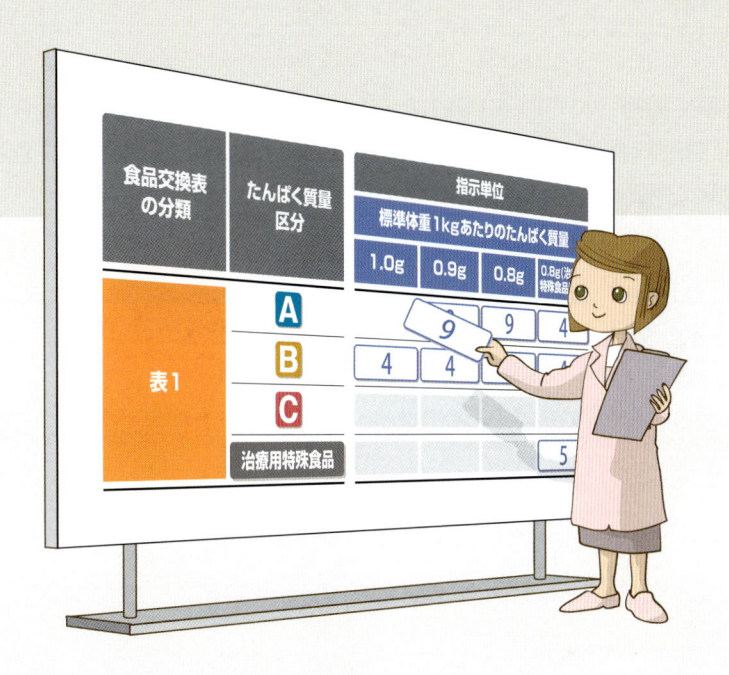

指示単位配分例

● **指示単位配分例について**

　この項では，1日あたり18，20，23，25単位の指示単位配分例を，1日のたんぱく質量が標準体重1kgあたり1.0g，0.9g，0.8g，0.8g（治療用特殊食品利用）の4つの場合に分けて示しています（34～37頁）．

　また，新たにたんぱく質量の制限を始める場合やたんぱく質量の変更を行う場合に，単位配分変更の要領を容易に理解できるよう，32～33頁に「糖尿病食事療法のための食品交換表」第7版と本書の指示単位配分例の関係や，単位配分の仕組みについて解説しています．

「糖尿病食事療法のための食品交換表」第7版と「糖尿病腎症の食品交換表」第3版の指示単位配分例の関係について

　この項に掲載されている1日のたんぱく質量が標準体重1kgあたり1.0gの指示単位配分例は，「糖尿病食事療法のための食品交換表」第7版28～29頁に記載している炭水化物60％の配分例から，下記の方法を用いて作成しています．

- 表1 の単位数を1単位増やす
- 表4 の単位数を1.5単位から1.0単位に減らす
- 表2 ，表6 ，調味料 の単位数は変更しない
- 残りの単位数を，たんぱく質とエネルギー量を考えて，表3 と 表5 に再配分する

● 1日23単位（1840キロカロリー）の指示単位配分例の場合

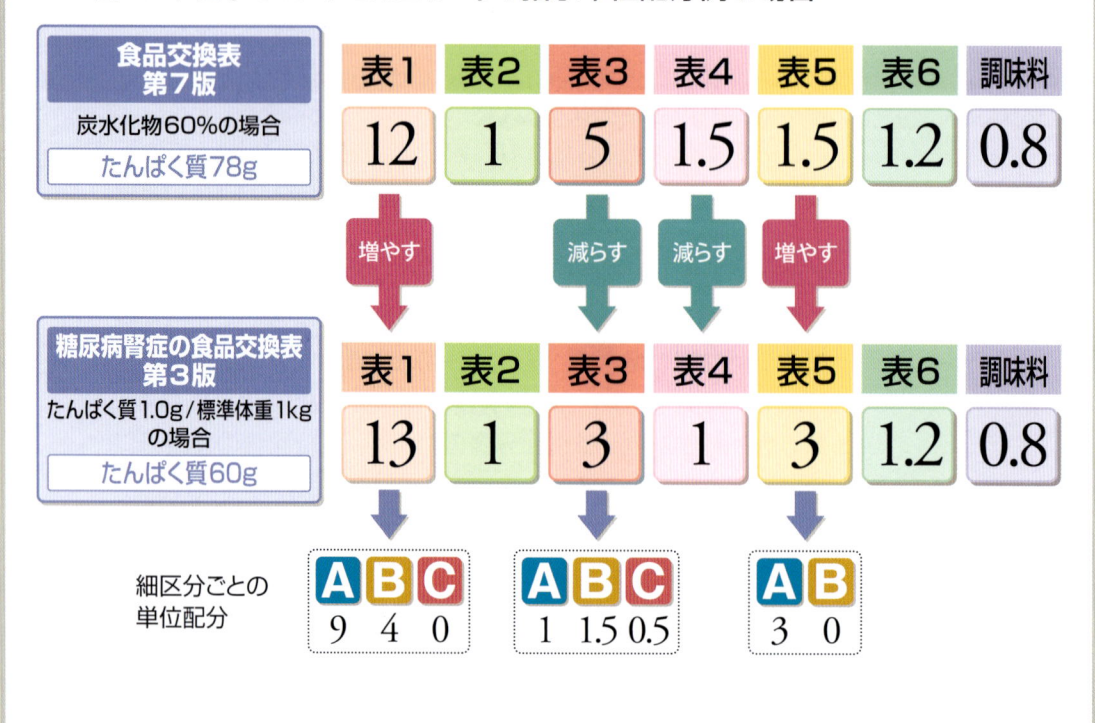

	表1	表2	表3	表4	表5	表6	調味料
食品交換表 第7版 炭水化物60％の場合 たんぱく質78g	12	1	5	1.5	1.5	1.2	0.8
	増やす		減らす	減らす	増やす		
糖尿病腎症の食品交換表 第3版 たんぱく質1.0g/標準体重1kgの場合 たんぱく質60g	13	1	3	1	3	1.2	0.8

細区分ごとの単位配分

- 表1： A 9　B 4　C 0
- 表3： A 1　B 1.5　C 0.5
- 表5： A 3　B 0

単位配分の仕組み

指示単位配分例は，同じ単位数でもたんぱく質量の違いによって単位配分が変わります．以下にその例として，1日23単位の指示単位配分例を示しました．一見すると複雑に見えますが，それほど難しくありません．たんぱく質量が標準体重1kgあたり1.0g→0.9g→0.8gと減るにつれて，1単位あたりのたんぱく質含有量の高い表・区分への配分が減り，たんぱく質含有量の低い表・区分への配分が増えます．

A区分よりも**B**区分の食品，**B**区分よりも**C**区分の食品の方がたんぱく質含有量が多く，表3の食品の方が他の表の食品よりも1単位あたりのたんぱく質含有量が多いことを考えれば，単位配分の仕組みが簡単に理解できます．

なお，たんぱく質量が標準体重1kgあたり0.8gのたんぱく質制限であっても，表1でたんぱく質含有量が低い治療用特殊食品を利用すると，表1でのたんぱく質摂取が減る分，表3の単位数への配分が多くなります（16頁のコラム，116頁のQ9を参照）．

● 1日23単位（1840キロカロリー）の指示単位配分例の場合

食品交換表の分類	たんぱく質量区分	1.0g	0.9g	0.8g	0.8g（治療用特殊食品利用）
表1	A	9	9	9	4
表1	B	4	4	4	4
表1	C				
表1	治療用特殊食品			0	5
表2		1	1	1	1
表3	A	1	1.5	0.5	0.5
表3	B	1.5	1.5	1.5	2.5
表3	C	0.5	0		
表4		1	1	1	1
表5	A	3	3	4	3
表5	B				
表6		1.2	1.2	1.2	1.2
調味料		0.8	0.8	0.8	0.8

1　1日18単位（1440キロカロリー）の指示単位配分例

食品交換表の分類	たんぱく質量区分	指示単位 標準体重1kgあたりのたんぱく質量 1.0g	0.9g	0.8g	0.8g(治療用特殊食品利用)
表1	A	7	7	7	3
表1	B	3	3	3	3
表1	C				
表1	治療用特殊食品				4
表2		1	1	1	1
表3	A	1	1.5	0.5	1.5
表3	B	1	1	1	1
表3	C	0.5			
表4		1	1	1	1
表5	A	1.5	1.5	2.5	1.5
表5	B				
表6		1.2	1.2	1.2	1.2
調味料		0.8	0.8	0.8	0.8
含有量	炭水化物	229g	229g	228g	235g
含有量	たんぱく質	51g	46g	41g	40g
含有量	脂質	35g	37g	40g	37g

上の各単位は，間食に用いた分を除いて，朝食，昼食，夕食の3回の食事にほぼ均等に分けるようにします．

2　1日20単位（1600キロカロリー）の指示単位配分例

食品交換表の分類	たんぱく質量区分	指示単位 標準体重1kgあたりのたんぱく質量 1.0g	0.9g	0.8g	0.8g（治療用特殊食品利用）
表1	A	8	8	8	4
表1	B	3	3	3	3
表1	C				
表1	治療用特殊食品				4
表2		1	1	1	1
表3	A	1	1.5	0.5	1.5
表3	B	1.5	1.5	1.5	1.5
表3	C	0.5			
表4		1	1	1	1
表5	A	2	2	3	2
表5	B				
表6		1.2	1.2	1.2	1.2
調味料		0.8	0.8	0.8	0.8

含有量					
炭水化物		248g	248g	247g	254g
たんぱく質		56g	51g	46g	45g
脂質		42g	44g	47g	44g

上の各単位は，間食に用いた分を除いて，朝食，昼食，夕食の3回の食事にほぼ均等に分けるようにします．

3 1日23単位（1840キロカロリー）の指示単位配分例

食品交換表の分類	たんぱく質量区分	指示単位 標準体重1kgあたりのたんぱく質量 1.0g	0.9g	0.8g	0.8g(治療用特殊食品利用)
表1	A	9	9	9	4
表1	B	4	4	4	4
表1	C				
表1	治療用特殊食品				5
表2		1	1	1	1
表3	A	1	1.5	0.5	0.5
表3	B	1.5	1.5	1.5	2.5
表3	C	0.5			
表4		1	1	1	1
表5	A	3	3	4	3
表5	B				
表6		1.2	1.2	1.2	1.2
調味料		0.8	0.8	0.8	0.8
含有量	炭水化物 たんぱく質 脂質	282 g 60 g 52 g	282 g 55 g 54 g	281 g 50 g 57 g	289 g 51 g 53 g

上の各単位は，間食に用いた分を除いて，朝食，昼食，夕食の3回の食事にほぼ均等に分けるようにします．

4　1日25単位（2000キロカロリー）の指示単位配分例

食品交換表の分類	たんぱく質量区分	指示単位 標準体重1kgあたりのたんぱく質量 1.0g	0.9g	0.8g	0.8g(治療用特殊食品利用)
表1	A	10	10	10	5
表1	B	4	4	4	4
表1	C				
表1	治療用特殊食品				5
表2		1	1	1	1
表3	A	1	1.5	0.5	0.5
表3	B	2	2	2	3
表3	C	0.5			
表4		1	1	1	1
表5	A	3.5	3.5	4.5	3.5
表5	B				
表6		1.2	1.2	1.2	1.2
調味料		0.8	0.8	0.8	0.8
含有量	炭水化物 たんぱく質 脂質	301g 66g 59g	301g 61g 61g	300g 56g 64g	308g 56g 60g

上の各単位は，間食に用いた分を除いて，朝食，昼食，夕食の3回の食事にほぼ均等に分けるようにします．

（付録）22～25頁に掲載した献立の調理法

［朝食］

- **パン・はちみつ** → 食パン90gにはちみつ5gを添えます．
- **ポテトサラダ** → じゃがいも110g，にんじん10gをゆでます．つぶしたじゃがいもに，にんじんとともに，きゅうり20g，たまねぎ10gを加え，マヨネーズ15g，食塩0.2g，こしょう少々で和えます．鶏卵50gをゆでてその半量を輪切りにし，小房に分けてゆでたブロッコリー30gとトマト30gとともに盛り付けます．
- **バレンシアオレンジ** → バレンシアオレンジ100gを盛り付けます．
- **ミルクティー** → 紅茶160mlに牛乳40mlを加えます．

［昼食］

- **チャーハン** → みじん切りにしたピーマン（赤）10g，ピーマン（黄）10gを植物油10gで炒め，ごはん175g，キングサーモン20g，ちぎったレタス20gを加えます．食塩0.8g，しょうゆ2gで味を付けます．
- **はるさめの和え物** → はるさめ（干し）10gをゆでてもどし，適当な長さに切ります．もやし30gをゆでます．おくら20gをゆでて輪切りにします．食塩0.2g，砂糖2g，酢6g，しょうゆ1g，ごま油2gを合わせて和えます．
- **コンソメスープ** → 固形コンソメ1gを湯80mlに溶かして，適当な大きさに切ったたまねぎ10g，みずな（きょうな）10gを煮ます．食塩0.2g，こしょう少々を加えます．
- **りんごのシャーベット** → 砂糖4gを溶かした湯250mlでりんご75gを煮ます．冷やして冷凍庫で凍らせます．

［夕食］

- **麦ごはん** → 米と押し麦を1：1で炊いた麦ごはん175gを盛り付けます．
- **アスパラガスの肉巻き野菜ソテー添え** → アスパラガス20gをゆでて，豚ロース20gで巻き，食塩0.1g，こしょう少々で味を付けて植物油1gで焼きます．
- **（付け合わせ）** → れんこん60g，ピーマン（赤）10gを薄切りにして，食塩0.1g，こしょう少々で味を付けて植物油2gで焼きます．
- **野菜のかきあげ・天つゆ** → ごぼう15gをささがきにします．にんじん5gを拍子切りにします．さやえんどう3g，こむぎ粉（薄力粉）10gと水10mlと混ぜ，植物油で揚げます（衣に吸収される植物油は8g）．だし汁20ml，みりん2g，しょうゆ3gで天つゆを作ります．だいこん20gをおろしにして，しそ1枚とともに添えます．
- **うの花** → もどしたひじき2gとおから40gとを植物油2gで炒り，だし汁40ml，みりん7g，しょうゆ3gで煮て，葉ねぎ5gを加えます．
- **焼きなすのお浸し** → なす50gを焼いて皮をむき，すりおろしたしょうが2gを添え，しょうゆ2gをかけます．

［間食］

- **クラッカー・ヨーグルト** → クラッカー10gとヨーグルト（全脂無糖）80gを盛り付けます．

表1

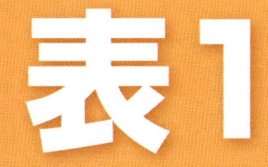

- 穀物
- いも，炭水化物の多い野菜と種実
- 豆（大豆を除く）
- 治療用特殊食品（主食となるもの）

① 炭水化物（でんぷん）を多く含む食品です．食物繊維の供給源にもなります．ごはん，パン，めんなど主食となる穀物類が 表1 になります．

② 炭水化物のほかにたんぱく質が含まれていますので，たんぱく質量によって，A・B・Cの3区分に分けています．

■ 1単位に含まれるたんぱく質量

区 分	A	B	C
たんぱく質量(g)	0〜1.9	2.0〜3.9	4.0〜

③ 治療用特殊食品（主食となるもの）は，たんぱく質量を人工的に低減させた食品です．

④ 各食品の備考のあとに1単位中のたんぱく質量と食塩量が記載してあります．

⑤ カリウムが多い食品にはKマーク，Kマークがつけてあります（1単位あたり300mg以上にはKマーク，500mg以上にはKマーク）．

表1 ●穀物, いも, 炭水化物の多い野菜と種実, 豆（大豆を除く）, 治療用特殊食品（主食となるもの）

表1　穀物

分類	食品名		1単位(g)	備考	1単位中のたんぱく質量(g)	1単位中の食塩量(g)
A ごはん	ごはん		50	小さい茶わん軽く半杯	1.3	0
	かゆ（五分がゆ）		220		1.1	0
	かゆ（全がゆ）		110		1.2	0
	玄米ごはん		50	小さい茶わん軽く半杯	1.4	0
	赤飯		40		1.7	0
	もち		35	4×5×1.5cm大	1.4	0
	押し麦		25		1.6	0
	米		25	玄米※, もち米も同じ	1.5	0
パン	クロワッサン		20		1.6	0.2
めん	[うどん]	生	30	うどん（ゆで）はB	1.8	0.8
		干し	20	そうめん（干し）※, ひやむぎ（干し）※も同じ, うどん（ゆで）はB	1.7	0.9
	はるさめ（干し）		20		0	0
	ビーフン（干し）		20		1.4	0
その他	かたくり粉		20	大さじ2杯. 各種でんぷんも同じ	0	0
	乾パン		20		1.9	0.2
	コーンフレーク		20		1.6	0.4
	こむぎ粉（薄力粉）		20	大さじ2杯. 上新粉※, 白玉粉※も同じ	1.7	0
B パン	食パン		30	1斤6枚切りの約半枚	2.8	0.4
	ナン		30		3.1	0.4
	ぶどうパン		30	らい麦パン※も同じ	2.5	0.3
	フランスパン		30		2.8	0.5
	ロールパン		25	バターロールも同じ	2.5	0.3
めん	うどん（ゆで）		80	1/3玉	2.1	0.2
	[そば]	ゆで	60	そうめん（ゆで）※, ひやむぎ（ゆで）※も同じ	2.9	0
		生	30		2.9	0
		干し	20		2.8	0.4

表1 ●穀物, いも, 炭水化物の多い野菜と種実, 豆(大豆を除く), 治療用特殊食品(主食となるもの)

	食品名		1単位(g)	備考	1単位中のたんぱく質量(g)	1単位中の食塩量(g)
B めん	[スパゲティ]	ゆで	50	マカロニ(ゆで)も同じ	2.7	0.6
		干し	20	マカロニ(干し)も同じ	2.4	0
	[中華めん]	ゆで	50		2.5	0.1
		蒸し	40	やきそば用	2.1	0.2
		生	30		2.6	0.3
		干し	20		2.1	0.3
その他	ギョウザの皮		30	シュウマイの皮※, 春巻きの皮も同じ	2.8	0
	オートミール(干し)		20	大さじ3杯～3杯半	2.7	0
	クラッカー		20		2.1	0.4
	こむぎ粉(強力粉)		20	大さじ2杯. そば粉※も同じ	2.4	0
	パン粉		20		2.9	0.2
C その他	なまふ		50		6.4	0
	ふ		20		5.1	0.1

※1単位あたりの重量は同じですが, たんぱく質量や食塩量は若干異なります.

表1の食品について

1) いもや豆, 炭水化物の多い野菜や種実も, ごはんやパンと同じ 表1 の食品です. これらの食品には炭水化物のほかに, たんぱく質が含まれています. たんぱく質量によって, **A**・**B**・**C** の3区分に分けられています. 主治医の指示に従って, できるだけたんぱく質の少ない食品を選ぶようにしましょう.
2) 表1 の食品は, 食物繊維の供給源としても大切です.
3) かゆは, 調理前のごはんや米で計算することもできます.

1単位あたりの栄養素の平均含有量について

1単位あたりの栄養素の平均含有量 (11頁参照) は, 各グループに含まれる食品の食べる頻度を考慮して算出しています. その中で 表1 の **A** 区分においては, クロワッサンの脂質含有量が他の食品と比べて極端に多いことから, 除外して算出しています.
そのため, クロワッサンを用いた場合には, 表1 の **A** 区分の平均含有量で計算した脂質量よりも多く, 実際に摂取する脂質量としては1単位あたり5.4gとなります.

表1 いも，炭水化物の多い野菜と種実，豆（大豆を除く）

	食品名	1単位(g)	備考	1単位中のたんぱく質量(g)	1単位中の食塩量(g)
A いも	じゃがいも K	110	中1個．皮付き120g	1.8	0
	さつまいも	60	皮つき70g	0.7	0
	焼きいも	50	別名：石焼きいも	0.7	0
	乾燥いも	25	干しいも，蒸し切干も同じ	0.8	0
A その他	西洋かぼちゃ K	90	小1/8個	1.7	0
	くり	50	中4個．皮付き70g	1.4	0
	ぎんなん	40	25～30粒．殻付き55g	1.9	0
B いも	さといも K	140	中3個．皮付き170g	2.1	0
	ながいも K	120	皮付き130g	2.6	0
	やつがしら K	80	皮付き100g	2.4	0
	じねんじょ K	70		2.0	0
	やまのいも K	70	皮付き80g	3.2	0
B その他	日本かぼちゃ K	160		2.6	0
	れんこん K	120	皮付き150g	2.3	0.1
	スイートコーン（缶詰）	100		2.3	0.5
	とうもろこし	90	中1/2本．芯付き130g	3.2	0
	ゆりね K	60	小1個．くわい※も同じ	2.3	0
	甘ぐり	40	4～7粒．皮付き50g	2.0	0
C 豆	グリンピース K	90		6.2	0
	そら豆 K	70	15～20粒．皮付き90g	7.6	0
	［あずき］ゆで	60	砂糖を使用していないもの．いんげん豆（ゆで）※，えんどう豆（ゆで）※，ささげ（ゆで）※も同じ	5.3	0
	乾 K	25	いんげん豆（乾）※，えんどう豆（乾）※，ささげ（乾）※，そら豆（乾）※も同じ	5.1	0

K マークの食品はカリウム300mg以上，K マークの食品はカリウム500mg以上を1単位中に含みます．
※1単位あたりの重量は同じですが，たんぱく質量は若干異なります．

表1 ●穀物，いも，炭水化物の多い野菜と種実，豆（大豆を除く），治療用特殊食品（主食となるもの）

表1　治療用特殊食品（主食となるもの）

	食品名	1単位(g)	備考	1単位中のたんぱく質量(g)	1単位中の食塩量(g)
ごはん	低たんぱく質ごはん1/10	50		0.1	0
ごはん	低たんぱく質ごはん1/25	50		0.05	0
ごはん	低たんぱく質ごはん1/35	50		0.04	0
ごはん	低たんぱく質おかゆ	180		0.2	0
ごはん	低たんぱく質米1/25	25		0.05	0
ごはん	でんぷん米1/20	25		0.08	0
パン	低たんぱく質食パン	30		0.2	0.1
もち	でんぷんもち	40		0.04	0
めん	低たんぱく質パスタ（乾）	20		0.08	0
めん	低たんぱく質うどん（乾）	20		0.4	0.1
めん	低たんぱく質そば（乾）	20	そうめんも同じ	0.6	0
その他	低たんぱく質パンミックス	20		0.9	0.1
その他	でんぷんパンミックス	20		0.04	0.1

2016年2月調査による．

治療用特殊食品（主食となるもの）について

1) 治療用特殊食品（主食となるもの）とは，ごはんやパン，めん類に含まれるたんぱく質の量を食品の加工技術により減らした食品のことです．これらを利用することにより，副食で摂取できるたんぱく質の量に余裕ができるため，表3 の食材の選択に幅が出ます．治療用特殊食品の利用に関しては主治医，管理栄養士とよく相談してください．
2) 上の表に掲載しているデータは各食品の平均値です．そのため，実際の食事に用いる場合には，各食品の栄養成分値を用いるようにしましょう．

表1の食品のカリウム含有量について

表1 の食品では，ごはんやパンよりもいもや豆にカリウムが多く含まれています．カリウム制限が指示されている場合には，Kマーク，Kマークの食品のとり方について管理栄養士に相談しましょう（117頁のQ12参照）．

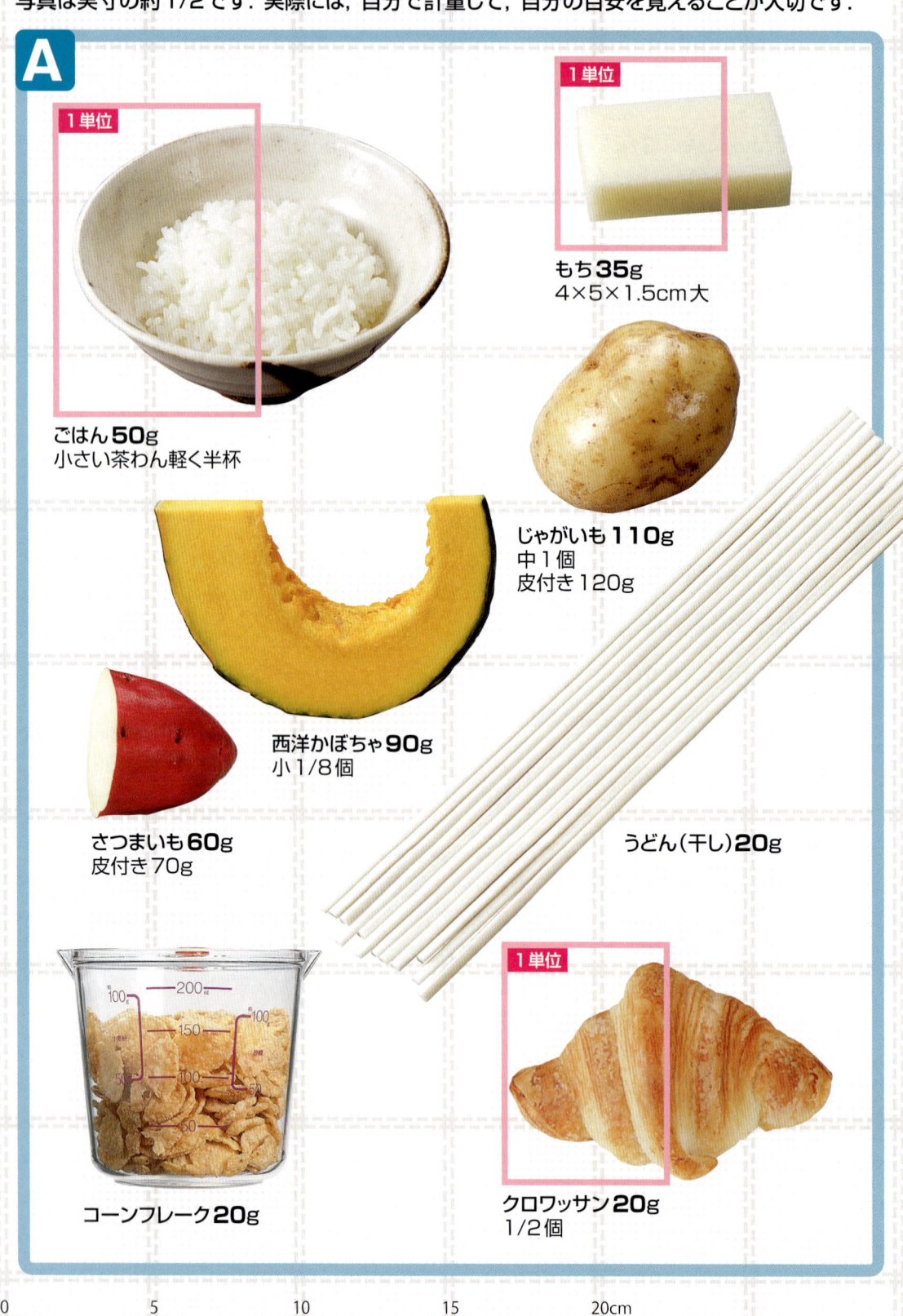

表1 ● 穀物, いも, 炭水化物の多い野菜と種実, 豆(大豆を除く), 治療用特殊食品(主食となるもの)

表1の食品(A)1単位の目安

写真は実寸の約1/2です. 実際には, 自分で計量して, 自分の目安を覚えることが大切です.

A

1単位
もち **35g**
4×5×1.5cm大

1単位
ごはん **50g**
小さい茶わん軽く半杯

じゃがいも **110g**
中1個
皮付き120g

西洋かぼちゃ **90g**
小1/8個

さつまいも **60g**
皮付き70g

うどん(干し) **20g**

コーンフレーク **20g**

1単位
クロワッサン **20g**
1/2個

0　　5　　10　　15　　20cm
実物のサイズ

表1　●穀物，いも，炭水化物の多い野菜と種実，豆（大豆を除く），治療用特殊食品（主食となるもの）

表1の食品（B）1単位の目安

写真は実寸の約1/2です．実際には，自分で計量して，自分の目安を覚えることが大切です．

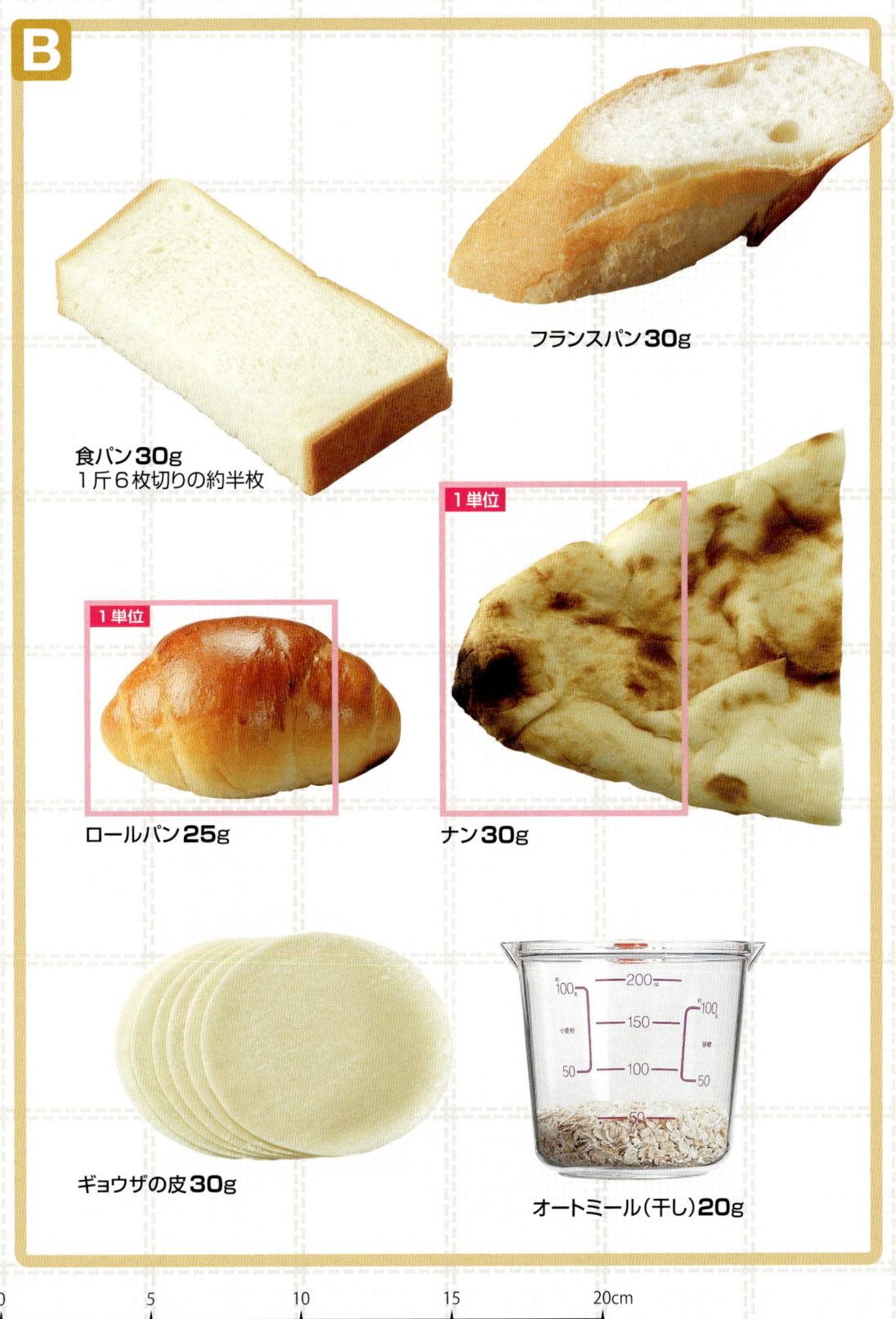

B

フランスパン **30**g

食パン **30**g
1斤6枚切りの約半枚

1単位
ロールパン **25**g

1単位
ナン **30**g

ギョウザの皮 **30**g

オートミール（干し）**20**g

0　　5　　10　　15　　20cm
実物のサイズ

46 表1 ●穀物，いも，炭水化物の多い野菜と種実，豆（大豆を除く），治療用特殊食品（主食となるもの）

表1

表1の食品（B）1単位の目安
写真は実寸の約1/2です．実際には，自分で計量して，自分の目安を覚えることが大切です．

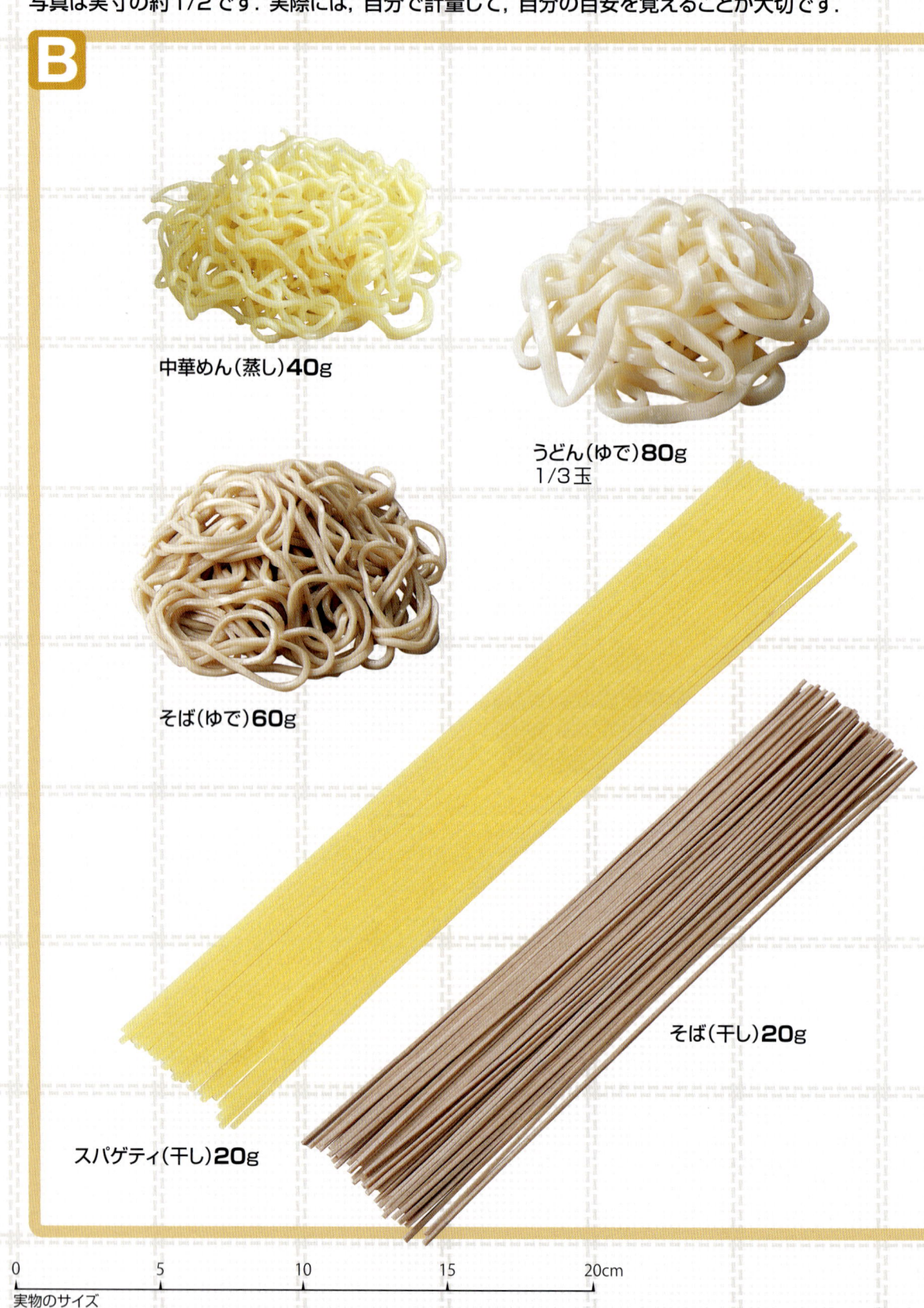

B

中華めん（蒸し）40g

うどん（ゆで）80g
1/3玉

そば（ゆで）60g

スパゲティ（干し）20g

そば（干し）20g

0　　5　　10　　15　　20cm
実物のサイズ

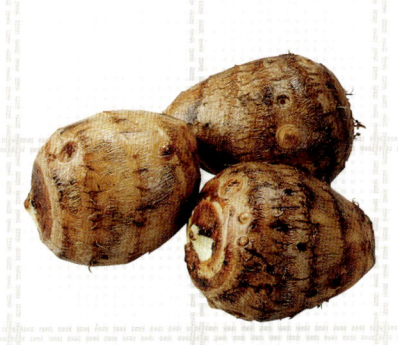

表1　●穀物，いも，炭水化物の多い野菜と種実，豆（大豆を除く），治療用特殊食品（主食となるもの）

さといも **140g**
中3個
皮付き170g

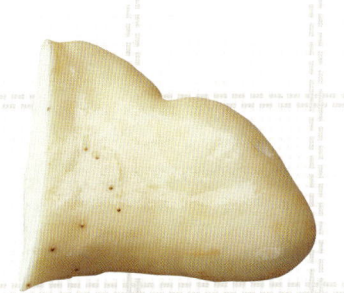

やまのいも **70g**
皮付き80g

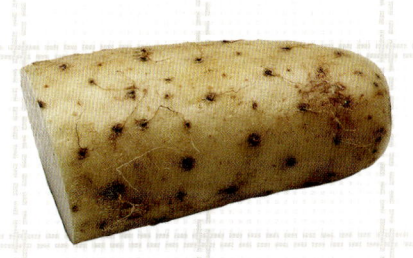

ながいも **120g**
皮付き130g

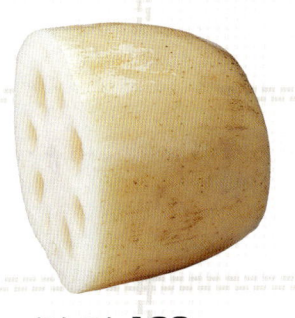

れんこん **120g**
皮付き150g

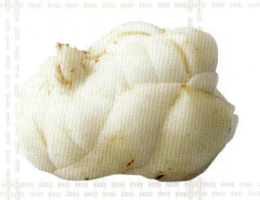

ゆりね **60g**
小1個

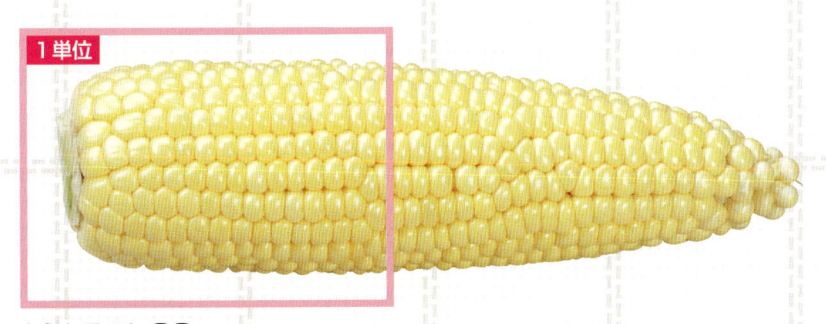

1単位

とうもろこし **90g**
中1/2本
芯付き130g

0　　5　　10　　15　　20cm
実物のサイズ

表1 ●穀物，いも，炭水化物の多い野菜と種実，豆（大豆を除く），治療用特殊食品（主食となるもの）

memo ●指示や指導を受けたこと等をメモしておきましょう．

表2

● **くだもの**

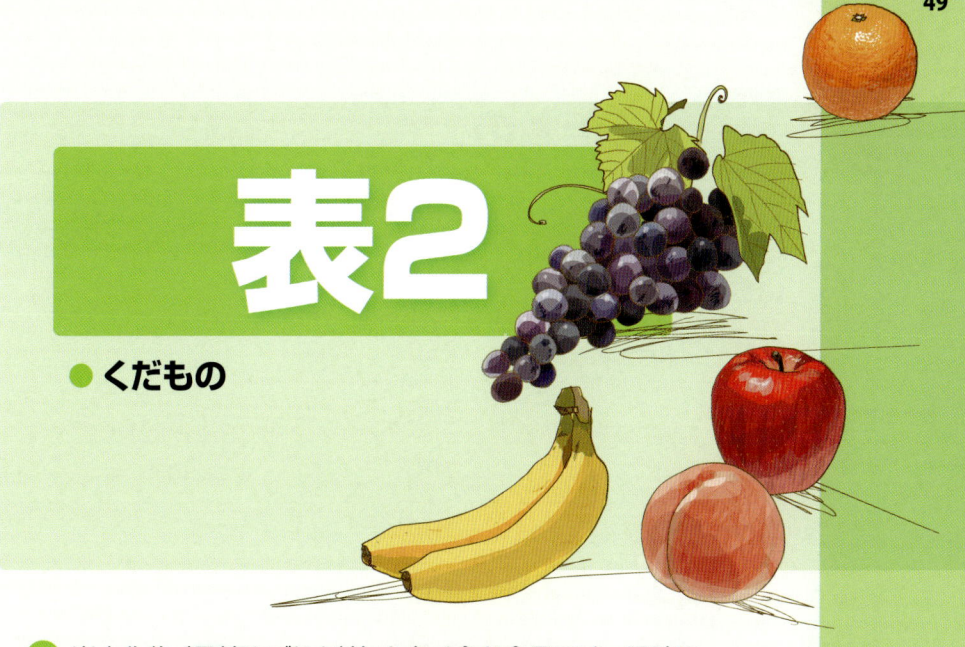

① 炭水化物（果糖やブドウ糖）を多く含む食品です．同時に，ビタミン，ミネラルや食物繊維も含んでいます．

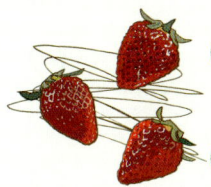

② 表2 の食品の1単位あたりの栄養素の平均含有量は，炭水化物19g，たんぱく質1g，脂質0gです．

③ カリウムが多い食品には🅚マーク，🅚マークがつけてあります（1単位あたり300mg以上には🅚マーク，500mg以上には🅚マーク）．

④ この表には，「可食部分1単位の重さ」と「皮，芯などを含んだ重さ」を記載しています．皮，芯などの付いたものを食べるときには，「皮，芯などを含んだ重さ」を使うと便利です．

⑤ アボカドは脂質が多いので，多脂性食品として，表5 の食品となります．

表2　くだもの

食品名	1単位(g)	芯などを含んだ重さ(g)	備考	1単位中のたんぱく質量(g)
いちご K	250	260		2.3
スターフルーツ K	250	260		1.8
すいか	200	330		1.2
なし	200	240	大1/2個	0.6
ネクタリン K	200	240	中2個	1.4
パパイア K	200	310	1/2個	1.0
びわ K	200	290	中6個	0.6
プラム(すもも) K	200	220	ソルダムも同じ	1.2
メロン K	200	400	中1/2個	2.2
もも K	200	240	大1個	1.2
ラズベリー K	200	200		2.2
[かんきつ類]				
グレープフルーツ	200	290		1.8
さんぽうかん K	200	440		1.4
なつみかん K	200	360	中1個	1.8
はっさく K	200	310	大1個	1.6
バレンシアオレンジ	200	330		2.0
ぶんたん(ざぼん) K	200	400		1.4
ぽんかん K	200	310		1.8
みかん K	200	270	中2個	1.4
いよかん	150	250		1.4
ネーブルオレンジ	150	230		1.4
レモン	150	160	中2個	1.4
きんかん	100	110		0.5

表2 ●くだもの　51

	食品名	1単位(g)	芯などを含んだ重さ(g)	備考	1単位中のたんぱく質量(g)
くだもの	いちじく	**150**	180	中3個	0.9
	かき	**150**	170	中1個	0.6
	キウイフルーツ K	**150**	180	中1個半	1.5
	さくらんぼ K	**150**	170		1.5
	パイナップル	**150**	270		0.9
	ぶどう	**150**	180	マスカット、巨峰などは10〜15粒	0.6
	ブルーベリー	**150**	150		0.8
	プルーン K	**150**	160		1.1
	マンゴー	**150**	230	中1/2個	0.9
	ようなし	**150**	180	ラ・フランスも同じ	0.5
	ライチー	**150**	210		1.5
	りんご	**150**	180	中1/2個	0.2
	アメリカンチェリー	**100**	110		1.2
	バナナ K	**100**	170	中1本	1.1
	ドリアン K	**60**	70		1.4

K マークの食品はカリウム300mg以上，K マークの食品はカリウム500mg以上を1単位中に含みます．

表2の食品について

1) くだものはビタミンの補給に大切なので，1日1単位程度をとりましょう．いつどのようにとるかは，主治医や管理栄養士と相談しましょう．
2) 干しくだものやくだものの缶詰などは，ビタミンの含有量が少なく糖度が高いため，し好食品として扱います（99頁参照）．
3) カリウム制限が指示されている場合には，1日1単位の指示単位を守り，K マーク，K マークの食品にかたよらないようにしましょう（117頁のQ12参照）．
4) 表2 の食品は食塩を含んでいません．

表2の食品（くだもの）1単位の目安
写真は実寸の約1/2です．実際には，自分で計量して，自分の目安を覚えることが大切です．

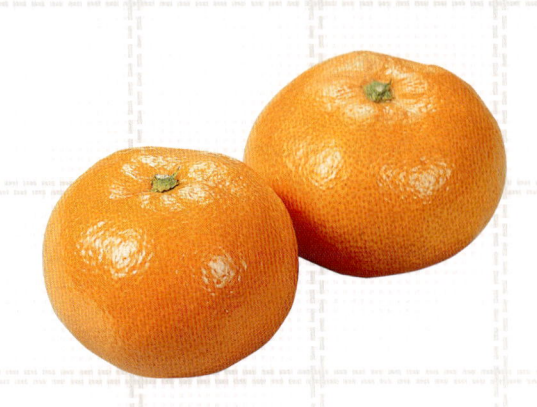

みかん 200g
皮を含めて270g

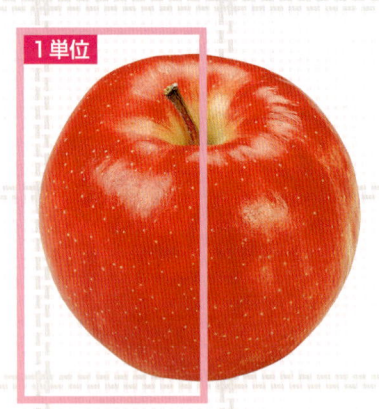

りんご 150g
皮，芯を含めて180g

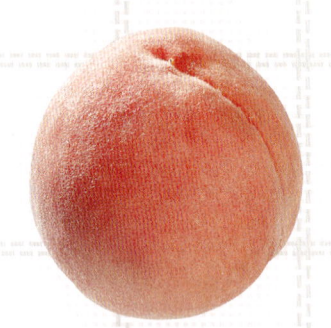

もも 200g
皮，核を含めて240g

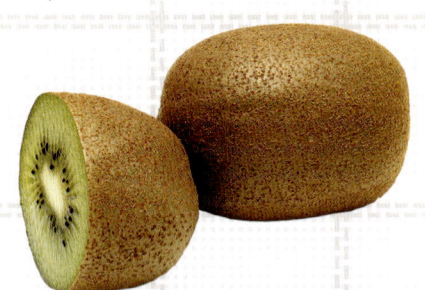

キウイフルーツ 150g
皮を含めて180g

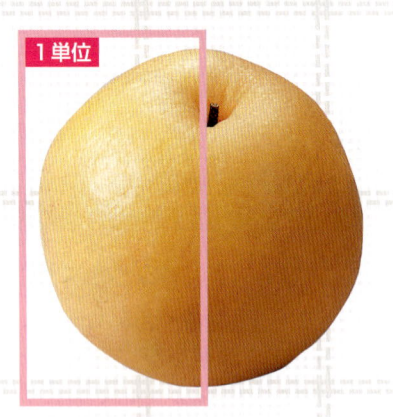

なし 200g
皮，芯を含めて240g

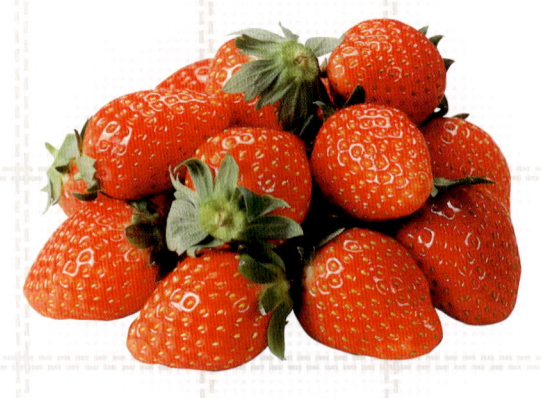

いちご 250g
へたを含めて260g

実物のサイズ

表2 ●くだもの　53

表2

バナナ **100**g
皮，柄を含めて170g

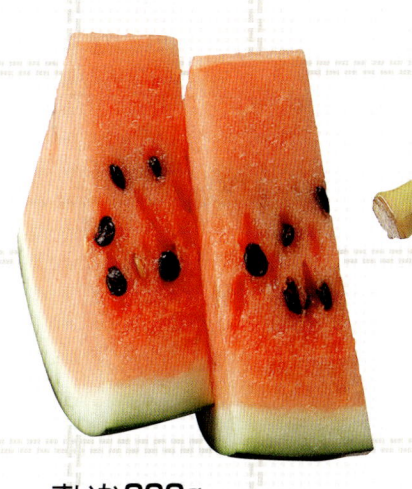

すいか **200**g
皮，種子を含めて330g

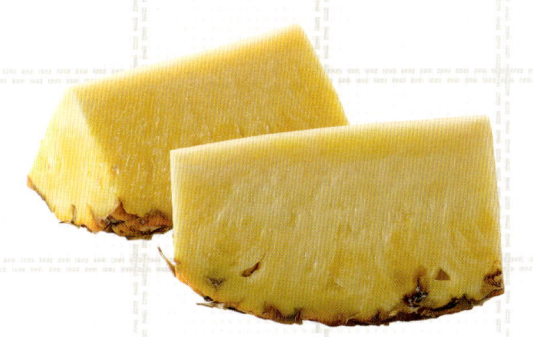

パイナップル **150**g
皮，芯を含めて270g

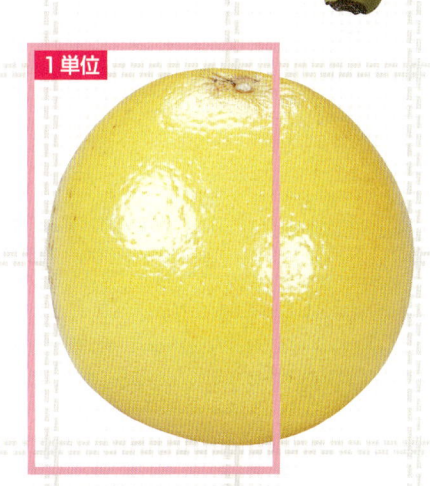

1単位

グレープフルーツ **200**g
皮，種子を含めて290g

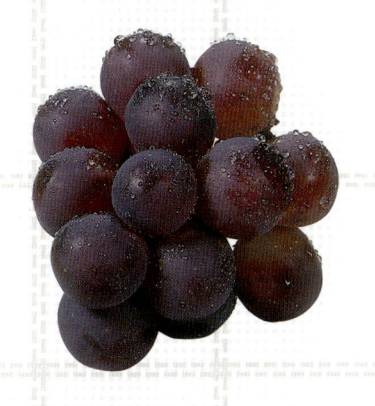

ぶどう **150**g
皮，種子を含めて180g

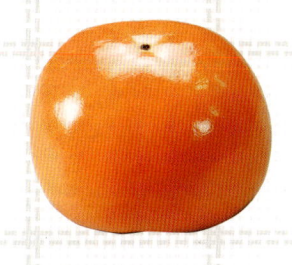

かき **150**g
皮，種子を含めて170g

0　　5　　10　　15　　20cm
実物のサイズ

memo ●指示や指導を受けたこと等をメモしておきましょう．

表3

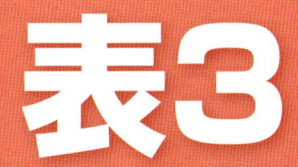

- 魚介
- 大豆とその製品
- 卵，チーズ
- 肉

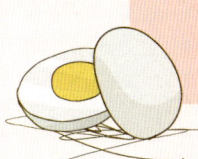

❶ たんぱく質を多く含む食品です．

❷ 1単位中にたんぱく質を多く含み，また脂質も含んでいます．たんぱく質の量によって，A・B・Cの3区分に分けています．

■ 1単位に含まれるたんぱく質量

区　分	A	B	C
たんぱく質量(g)	0〜5.9	6.0〜11.9	12.0〜

❸ 各食品の備考のあとに1単位中のたんぱく質量と食塩量が記載してあります．

❹ 食塩が多い食品（1単位中に1g以上）には🝆マークがつけてあります．

❺ カリウムが多い食品（1単位中に300mg以上）にはKマークがつけてあります．

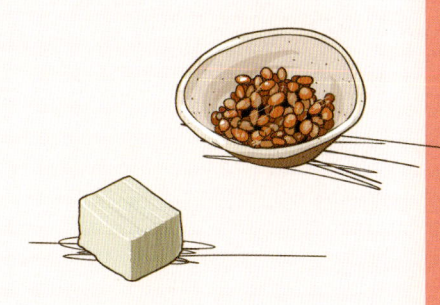

表3 魚

	食品名		1単位(g)	備考	1単位中のたんぱく質量(g)	1単位中の食塩量(g)
A	ぎんだら		30	たらは **C**	4.1	0.1
	さんま		30	中1/3尾	5.3	0.1
	[さば]	しめさば	30	さば(まさば)は **B**	5.6	0.5
		たいせいようさば	30	さば(まさば)は **B**	5.2	0.1
	たちうお		30		5.0	0.1
	うなぎのしらやき		20	うなぎのかばやきは **B**	4.1	0.1
B	はたはた		80	中2尾	11.3	0.4
	あじ		60	中1尾	11.8	0.2
	あゆ(養殖)		60	あゆは **C**	10.7	0.1
	いかなご		60	別名:こうなご	10.3	0.3
	いさき		60	1/2尾	10.3	0.2
	いしだい		60		11.7	0.1
	いぼだい		60		9.8	0.3
	かます		60	小1尾	11.3	0.2
	きんめだい		60	小1切	10.7	0.1
	このしろ		60	別名:こはだ	11.4	0.2
	子持ちかれい		60	かれいは **C**	11.9	0.1
	シルバー		60	小1切	11.2	0.1
	すずき		60	小1切	11.9	0.1
	ほうぼう		60	小1切	11.8	0.2
	ほっけ		60		10.4	0.1
	ぼら		60	小1切	11.5	0.1
	めかじき		60		11.5	0.1
	あなご		40		6.9	0.2

表3 ●魚介, 大豆とその製品, 卵, チーズ, 肉　57

	食品名		1単位(g)	備考	1単位中のたんぱく質量(g)	1単位中の食塩量(g)
B	いわし（まいわし）		40	うるめいわしは C	7.7	0.1
	かつお		40	かつお（春獲り）は C	10.0	0
	こい		40		7.1	0
	[さけ]	キングサーモン	40	さけは C	7.8	0
		塩さけ	40	新巻き◯※も同じ. さけは C	9.0	0.7
	さわら		40	1/2切	8.0	0.1
	たい（養殖）		40	たいは C	8.4	0
	たかべ		40		7.5	0.1
	にじます		40	ますは C	8.6	0.1
	にしん		40	中1/4尾	7.0	0.1
	まながつお		40	1/2切	6.8	0.2
	むつ		40	1/2切	6.7	0.1
	うなぎのかばやき		30	中1/4串, うなぎのしらやきは A	6.9	0.4
	さば（まさば）		30	しめさば, たいせいようさばは A	6.2	0.1
	すじこ ◯		30		9.2	1.4
	はまち		30		6.2	0
	ぶり		30	中1/3切	6.4	0
	まぐろ（あぶら身）		30	中1/3切. 別名：とろ	6.0	0.1
C	あんこう		100	大1切. きもは 表5	13.0	0.3
	うまづらはぎ K		100	大1切	18.2	0.5
	えい		100	大1切	19.1	0.7
	きす K		100	4尾	18.5	0.3
	キングクリップ K		100	大1切	18.2	0.4

K マークの食品は1単位中にカリウム300ｍｇ以上を含みます.
◯ マークの食品は1単位中に食塩1ｇ以上を含みます.
※1単位あたりの重量は同じですが, たんぱく質量や食塩量は若干異なります.

表3 ●魚介, 大豆とその製品, 卵, チーズ, 肉

C

食品名	1単位(g)	備考	1単位中のたんぱく質量(g)	1単位中の食塩量(g)
ぐち	100	中1尾. 別名：いしもち	18.0	0.2
しらうお	100	1/2カップ	13.6	0.4
[たら] 塩たら 🧂	100	大1切	15.2	2.0
たら K	100	大1切. ぎんだらは A	17.6	0.3
どじょう	100	8尾	16.1	0.2
はぜ K	100	6尾	19.1	0.2
ふぐ K	100		19.3	0.3
ホキ K	100		17.0	0.4
メルルーサ K	100	大1切	17.0	0.4
わかさぎ	100	小13尾. 骨とも	14.4	0.5
あいなめ	80	中1切	15.3	0.3
あこうだい	80	中1切. あかうおも同じ	13.4	0.2
あまだい	80	中1切	15.0	0.2
あゆ	80	1尾. あゆ（養殖）は B	14.6	0.2
いとより K	80	中1尾	14.5	0.2
いわな（養殖）K	80	あまご（養殖）※も同じ	15.2	0.1
かじか	80		12.0	0.2
かつお（春獲り）K	80	かつおは B	20.6	0.1
かれい	80	中1切. 子持ちかれいは B	15.7	0.2
こち K	80	小1尾	18.0	0.2
さより	80	中1尾	15.7	0.4
しいら K	80	中1切	17.0	0.1
したびらめ	80	小1尾	15.4	0.3
とびうお	80	小1尾	16.8	0.2

表3 ●魚介, 大豆とその製品, 卵, チーズ, 肉

食品名		1単位(g)	備考	1単位中のたんぱく質量(g)	1単位中の食塩量(g)
[ひらめ]	天然 K	80	中1切	16.0	0.1
	養殖	60		13.0	0.1
ふな		80	小2尾	14.6	0.1
[まぐろ]	めばちまぐろ K	80	きはだまぐろ※, みなみまぐろ※も同じ	18.2	0.1
	まぐろ（赤身）	60	小1切	15.8	0.1
めばる		80	中1尾	14.5	0.2
いわし（うるめいわし）		60	まいわしは B	12.8	0.1
かじき		60	小1切	13.9	0.1
かんぱち		60	小1切	12.6	0.1
さけ		60	中2/3切. キングサーモン, 塩さけは B	13.4	0.1
たい		60	小1切. たい（養殖）は B	12.4	0.1
たらこ ●		60	1腹	14.4	2.8
はも		60		13.4	0.1
[ます]	塩ます ●	60	小1切	12.5	3.5
	ます	60	小1切. にじますは B	13.0	0.1

K マークの食品は1単位中にカリウム300mg以上を含みます.
● マークの食品は1単位中に食塩1g以上を含みます.
※1単位あたりの重量は同じですが, たんぱく質量や食塩量は若干異なります.

表3の食品について（魚介）

1) 魚は種類が多く, 呼び名もいろいろあります. 表にみつからない場合は, 索引で調べましょう. 索引にもない場合には, 主治医か管理栄養士にたずねましょう.
2) 季節によってたんぱく質量が変わる食品もありますので, 注意してください. 詳しくは管理栄養士におたずねください.

表3 貝

	食品名		1単位(g)	備考	1単位中のたんぱく質量(g)	1単位中の食塩量(g)
B	かき		140	殻付き560g	9.2	1.8
	しじみ		120	殻付き640g	9.0	0.5
	ほっきがい		100	殻付き290g	11.1	0.6
C	あさり K		260	殻付き650g	15.6	5.7
	はまぐり K		200	殻付き500g	12.2	4.0
	あおやぎ K		140	殻付き400g	15.3	1.1
	[ほたてがい]	ほたてがい K	120		16.2	1.0
		貝柱	100		16.9	0.3
	あかがい		100	殻付き400g	13.5	0.8
	あわび		100	殻付き220g	12.7	0.8
	とりがい		100		12.9	0.3
	みるがい K		100	殻付き500g	18.3	0.8
	さざえ		80	殻付き530g	15.5	0.5
	たいらがい(貝柱)		80		17.4	0.6

表3 いか, たこ, えび, かに

	食品名		1単位(g)	備考	1単位中のたんぱく質量(g)	1単位中の食塩量(g)
B	うに		60	練りうには 表3 「水産練製品, 佃煮」に記載	9.6	0.4
	すっぽん		40		6.6	0.1
C	なまこ		340		15.6	5.8
	[いか]	こういか	120		17.9	0.8
		いか	100		17.9	0.5
	かに K		120	殻付き400g	16.7	1.0
	[えび]	あまえび K	100		19.8	0.8
		しばえび	100		18.7	0.6

表3 ●魚介，大豆とその製品，卵，チーズ，肉

C

食品名	1単位(g)	備考	1単位中のたんぱく質量(g)	1単位中の食塩量(g)
ブラックタイガー	100		18.4	0.4
いせえび K	80		16.7	0.7
くるまえび K	80		17.3	0.3
[たこ] たこ(生)	100		16.4	0.7
ゆでだこ	80		17.4	0.5
しゃこ(ゆで)	80		15.4	0.6

表3 魚介の干物

	食品名	1単位(g)	備考	1単位中のたんぱく質量(g)	1単位中の食塩量(g)
A	いわし(めざし)	30	中2尾	5.5	0.8
	[さんま] 開き干し	30		5.8	0.4
	みりん干し	20		4.8	0.7
B	あじ(開き干し)	40	1枚	8.1	0.7
	さけ(くんせい)🔺	40		10.3	1.5
	ししゃも(生干し)	40	2尾	8.4	0.5
	[にしん] かずのこ(生)	40	かずのこ(塩蔵🔺・乾)は C	10.1	0.3
	くんせい🔺	30	身欠きにしん※も同じ	6.9	3.0
	ほっけ(開き干し)	40		8.2	0.7
	[いわし] 生干し	30		6.2	0.5
	みりん干し(まいわし)	20		6.3	0.3
	からすみ	20		8.1	0.7
C	[いわし] しらす干し(微乾燥品)🔺	80		18.5	3.3
	しらす干し(半乾燥品)🔺	40		16.2	2.6

K マークの食品は1単位中にカリウム300mg以上を含みます．
🔺マークの食品は1単位中に食塩1g以上を含みます．
※1単位あたりの重量は同じですが，たんぱく質量や食塩量は若干異なります．

	食品名	1単位(g)	備考	1単位中のたんぱく質量(g)	1単位中の食塩量(g)
C	丸干し(まいわし)	40	中2尾	13.1	1.5
	丸干し(うるめいわし)	30		13.5	1.7
	煮干し	20	田作り※, たたみいわし※も同じ	12.9	0.9
	[にしん] かずのこ(塩蔵)	80	かずのこ(生)はB	12.0	1.0
	かずのこ(乾)	20	かずのこ(生)はB	13.0	0.7
	[かつお] なまり	60		17.9	0.2
	なまりぶし	40		15.2	0.1
	かつおぶし	20		15.4	0.1
	かれい(干し)	60	中1尾	12.1	0.7
	[いか] くんせい	40		14.1	2.4
	するめ	20		13.8	0.5
	あじ:くさや(むろあじ)	30		15.0	1.2
	いかなご(煮干し)	30	別名:こうなご	12.9	2.1
	うまづらはぎ(味付け開き干し)	30		17.7	1.8
	さくらえび(素干し) K	30		19.5	0.9
	ふかひれ	30		25.2	0.2

表3 水産練製品, 佃煮

	食品名	1単位(g)	備考	1単位中のたんぱく質量(g)	1単位中の食塩量(g)
A	魚肉ハム	40	魚肉ソーセージ※も同じ	5.4	0.9
	だてまき	40	1本約250〜300g	5.8	0.4
	練りうに	40	粒うにはB	5.4	2.8
	あみ(佃煮)	30	かつお(削り節佃煮)※, ふな(甘露煮)※も同じ	5.7	2.1
B	なると	100	1本160〜200g	7.6	2.0
	[かまぼこ] かに(風味)かまぼこ	80		9.7	1.8

表3 ●魚介, 大豆とその製品, 卵, チーズ, 肉

	食品名	1単位(g)	備考	1単位中のたんぱく質量(g)	1単位中の食塩量(g)
B	かまぼこ●	80	蒸しかまぼこ, 焼きかまぼこなど	9.6	2.0
	つみれ●	80	1個15〜30g	9.6	1.1
	はんぺん●	80	1個80〜120g	7.9	1.2
	さつまあげ●	60	中1個60〜70g, 別名:あげはん	7.5	1.1
	焼きちくわ●	60	1本90〜120g	7.3	1.3
	粒うに●	40	練りうに●はA	6.9	3.4
	あさり(佃煮)●	30		6.2	2.2
	はぜ(佃煮)●	30	いかなご(佃煮・あめ煮)※, はぜ(甘露煮)※, はまぐり(佃煮)※, わかさぎ(佃煮・あめ煮)※も同じ	7.3	1.7
C	ささかまぼこ●	80		13.0	1.9

表3 魚介缶詰

	食品名	1単位(g)	備考	1単位中のたんぱく質量(g)	1単位中の食塩量(g)
A	さんま(味付)	30	いわしのかばやき(味付)※も同じ	5.7	0.4
	まぐろ(油漬)	30	かき(油漬)※, かつお(油漬)※も同じ	5.6	0.3
	いわし(油漬)	20		4.1	0.2
B	あさり(味付)●	60	かつお(味付)※, まぐろ(味付)※も同じ	10.0	1.0
	さけ(水煮)	50	ます(水煮)※も同じ	10.6	0.3
	[いわし] 味付	40	さば(味付)※, さんまのかばやき(味付)※も同じ	8.2	0.6
	水煮	40	さば(水煮)※も同じ	8.3	0.3
C	あさり(水煮)	80	かに(水煮)※, まぐろ(水煮)※も同じ	16.2	0.8
	いか(味付)●	60		12.8	1.1

K マークの食品は1単位中にカリウム300mg以上を含みます。
● マークの食品は1単位中に食塩1g以上を含みます。
※ 1単位あたりの重量は同じですが, たんぱく質量や食塩量は若干異なります。

表3　大豆とその製品

食品名		1単位(g)	備考	1単位中のたんぱく質量(g)	1単位中の食塩量(g)
A おから		80	1カップ80〜120g	4.9	0
ゆで大豆		40	大さじ3杯	5.9	0
あぶらあげ		20	1枚20〜40g	4.7	0
B 豆乳 K		180	未調整のもの	6.5	0
[とうふ]	とうふ(きぬごし)	140	ソフトとうふ※も同じ	6.9	0
	とうふ(もめん)	100	1丁150〜450g	6.6	0
	焼きどうふ	100	1/3丁強.1丁約150〜300g	7.8	0
	凍りどうふ	20	1個16〜20g	10.1	0.2
えだ豆(ゆで)		60	さや付き140g	6.9	0
[大豆]	大豆水煮缶詰	60		7.7	0.3
	大豆(乾) K	20	大さじ2杯.黒豆も同じ	6.8	0
生あげ		60	別名：あつあげ	6.4	0
がんもどき		40	1/3枚.中1枚60〜100g	6.1	0.2
納豆		40	1包30〜100g	6.6	0
[ゆば]	生	30		6.5	0
	干し	20		10.1	0
きなこ K		20	大さじ3杯.砂糖なし	7.3	0

K マークの食品は1単位中にカリウム300mg以上を含みます．
※1単位あたりの重量は同じですが，たんぱく質量や食塩量は若干異なります．

表3の食品について（大豆とその製品）

大豆は豆類ですが，良質のたんぱく質の供給源として重要ですから，表3の食品として分類します．

表3 卵，チーズ

	食品名	1単位 (g)	備考	1単位中のたんぱく質量 (g)	1単位中の食塩量 (g)
A	ゴーダチーズ	20	カマンベールチーズ※，エダムチーズ※，チェダーチーズ※も同じ．クリームチーズは 表5 に記載	5.2	0.4
	チーズスプレッド	20		3.2	0.5
	プロセスチーズ	20		4.5	0.6
	卵黄	20	1個分は15g	3.3	0
B	卵どうふ	100		6.4	0.9
	カテージチーズ	80		10.6	0.8
	うずら卵	50	5〜7個．1個約10g	6.3	0.2
	鶏卵	50	1個	6.2	0.2
	パルメザンチーズ	20		8.8	0.8
C	卵白	160	1個分は35g	16.8	0.8

※1単位あたりの重量は同じですが，たんぱく質量や食塩量は若干異なります．

表3の食品について（卵，チーズ）

1) 卵はコレステロール含有量が多いので，血液中のコレステロールが高い人は注意しましょう．
2) チーズは乳製品ですが，牛乳とは栄養素組成がかなり違い，炭水化物が少なく，たんぱく質や脂質が多いので 表3 の食品としてあります．
3) クリームチーズは脂質の含有量が多いので， 表5 （79頁）の食品になります．

表3 肉とその加工品

	食品名		1単位(g)	備考	1単位中のたんぱく質量(g)	1単位中の食塩量(g)
A	あいがも(皮付き)		30		4.3	0.1
	いのしし		30		5.6	0
	[牛肉]	サーロイン	30	あぶら身を除いたもの. 牛肉:かたロース※も同じ	5.5	0
		ひき肉	30		5.1	0.1
		和牛肉(かた)	30	あぶら身を除いたもの. 和牛肉:そともも※, ランプ※も同じ	5.5	0
	ショルダーハム		30	骨付きハム※も同じ	4.8	0.5
	ソーセージ(ウインナー)		30	フランクフルトソーセージ※, セミドライソーセージ※, ボロニアソーセージ※も同じ. ドライソーセージ(サラミ), レバーソーセージは表5に記載	4.0	0.6
	ひつじ:ロース		30	ひつじ:かた※も同じ. ひつじ:ももはB	4.7	0.1
	豚肉:ひき肉		30		5.3	0
B	とり肉:もも(皮なし)		60		11.4	0.1
	プレスハム🔴		60	ボンレスハム🔴※, チョップドハム🔴※も同じ	9.2	1.4
	[レバー]	牛の肝臓	60		11.8	0.1
		とりの肝臓	60		11.3	0.1
	牛肉:もも		40	あぶら身を除いたもの. 牛肉:かた※, そともも※, ヒレ※, ランプ※も同じ	8.2	0
	牛肉味付缶詰		40		7.7	0.7
	コンビーフ(缶詰)		40		7.9	0.7
	ショルダーベーコン🔴		40	ベーコンは表5に記載	6.9	1.0
	[とり肉]	ひき肉	40		7.0	0
		もも(皮付き)	40	骨付きは70g. とり肉:むね(皮付き)※, 手羽(皮付き)※も同じ	6.6	0.1
	ひつじ:もも		40	ひつじ:かた, ロースはA	8.0	0.1
	豚肉:ロース		40	あぶら身を除いたもの. 豚肉:かた※, かたロース※, そともも※も同じ	8.4	0
	焼き豚🔴		40		7.8	1.0
	ローストビーフ		40		8.7	0.3

表3 ●魚介, 大豆とその製品, 卵, チーズ, 肉

	食品名		1単位(g)	備考	1単位中のたんぱく質量(g)	1単位中の食塩量(g)
B	ロースハム💧		40		6.6	1.0
C	すなぎも：とり		80		14.6	0.1
	うま		60	あぶら身を除いたもの	12.1	0.1
	かも		60	あぶら身を除いたもの	14.2	0.1
	牛すじ		60		17.0	0.1
	牛肉：ヒレ（輸入牛肉）		60		12.3	0.1
	しちめんちょう		60	あぶら身を除いたもの	14.1	0.1
	とり肉：むね		60	皮なしのもの．とり肉：ささ身※も同じ	14.0	0.1
	［豚肉］	ヒレ	60		13.3	0.1
		もも	60	あぶら身を除いたもの	12.9	0.1
	レバー：豚の肝臓		60		12.2	0.1

💧マークの食品は1単位中に食塩1g以上を含みます．
※1単位あたりの重量は同じですが, たんぱく質量や食塩量は若干異なります．

表3の食品について（肉とその加工品）

1）肉の1単位のグラム数はあぶら身（皮下脂肪）を除いた重量です．なお，あぶら身は 表5 の食品です．10gで 表5 の食品1単位になります．
2）たんぱく質の量によって A・B・C の3区分に分けられていますので，主治医・管理栄養士の指示に従って適正なたんぱく質量になるように食品と量を決めましょう．
3）牛肉，豚肉やハム，ソーセージなどには飽和脂肪酸という脂質が多く含まれています．
4）食塩含有量の多い食品は極力控えましょう．

表3の食品（A）1単位の目安

写真は実寸の約1/2です．実際には，自分で計量して，自分の目安を覚えることが大切です．

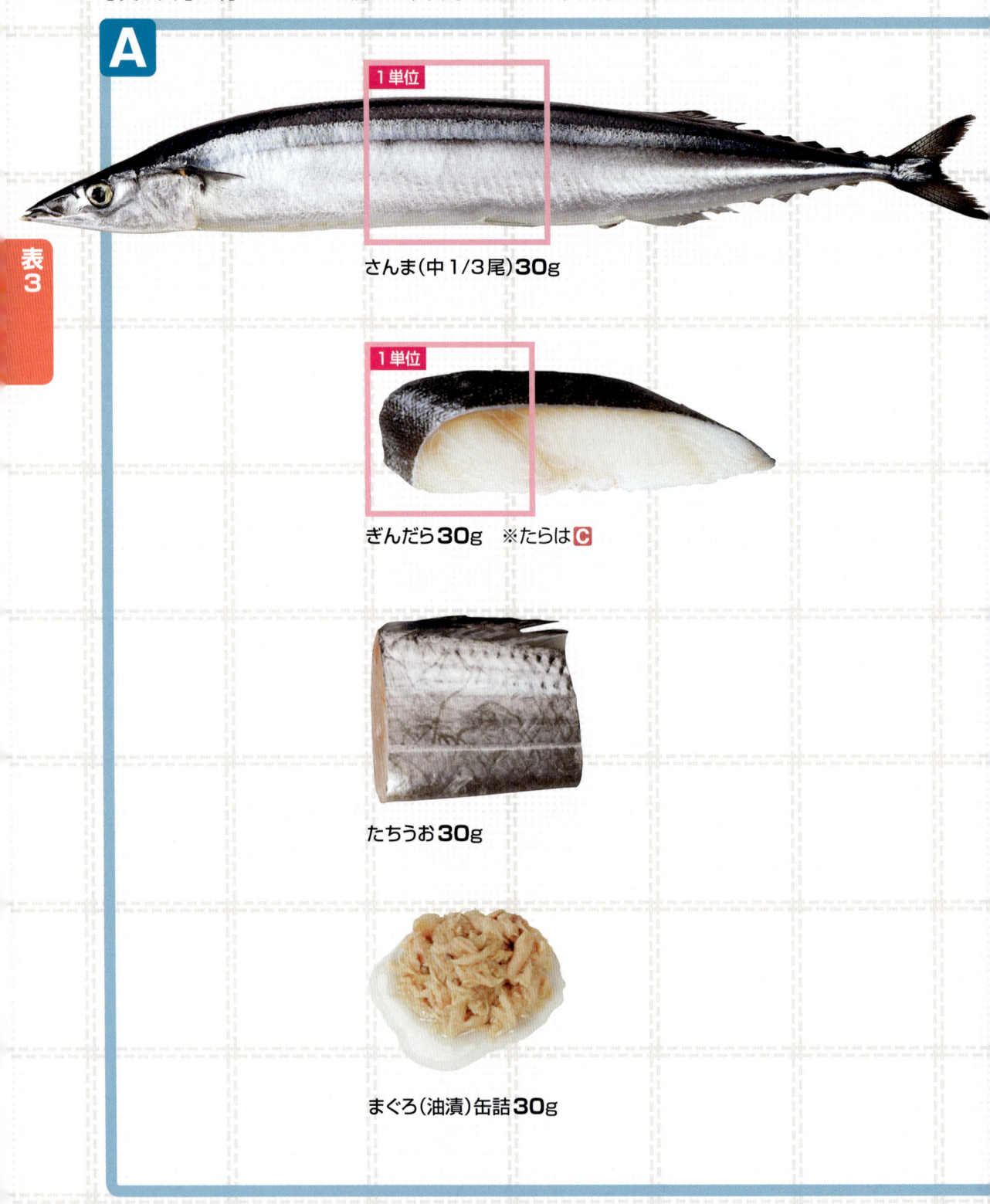

A

1単位
さんま（中1/3尾）**30g**

1単位
ぎんだら **30g**　※たらは **C**

たちうお **30g**

まぐろ（油漬）缶詰 **30g**

0　5　10　15　20cm
実物のサイズ

表3　●魚介，大豆とその製品，卵，チーズ，肉　69

おから **80g**

あぶらあげ **20g**

プロセスチーズ各種　各**20g**

ボロニアソーセージ **30g**

牛肉かたロース（薄切り）**30g**

ソーセージ（ウインナー）**30g**

実物のサイズ

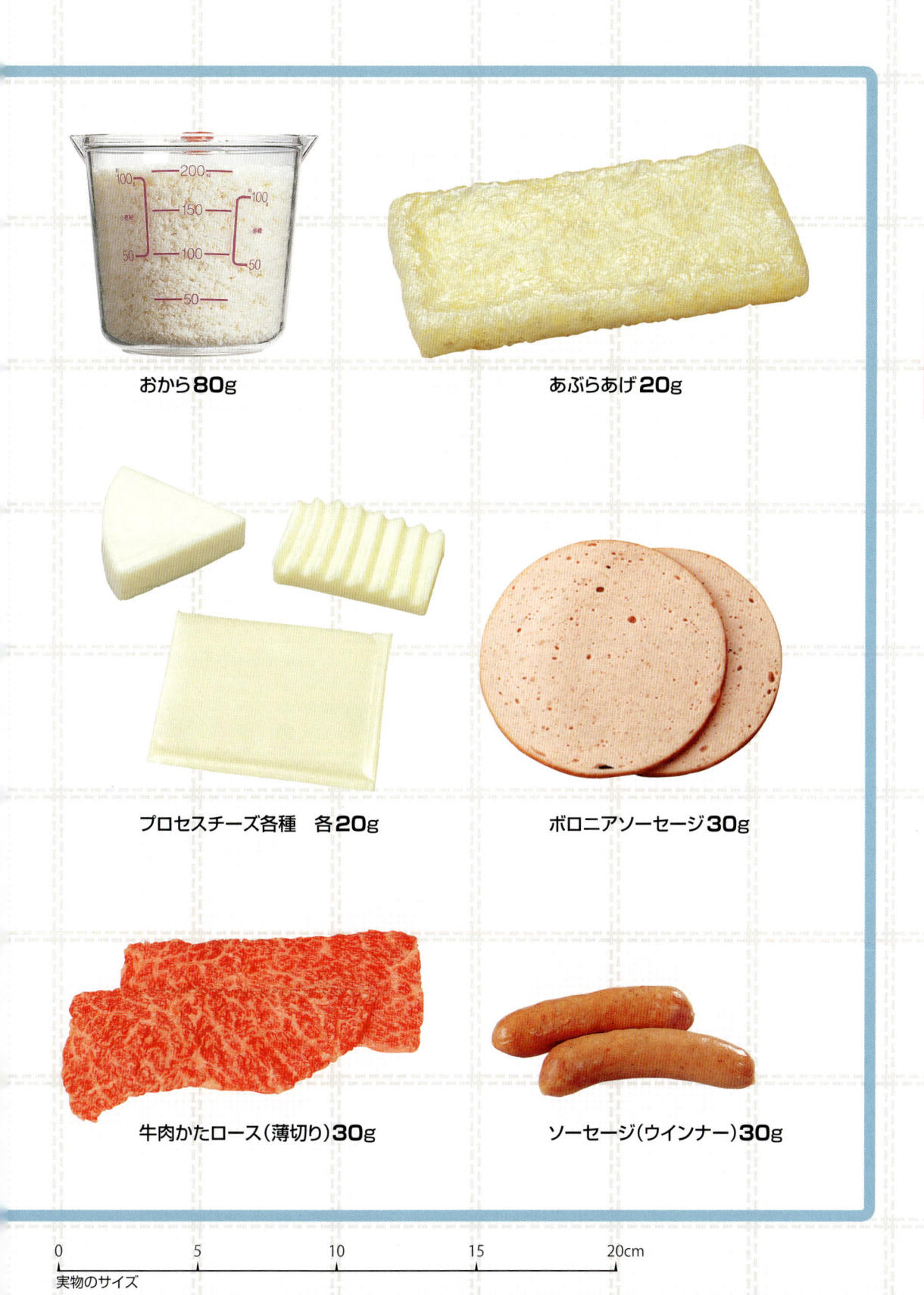

表3の食品（B）1単位の目安

写真は実寸の約1/2です．実際には，自分で計量して，自分の目安を覚えることが大切です．

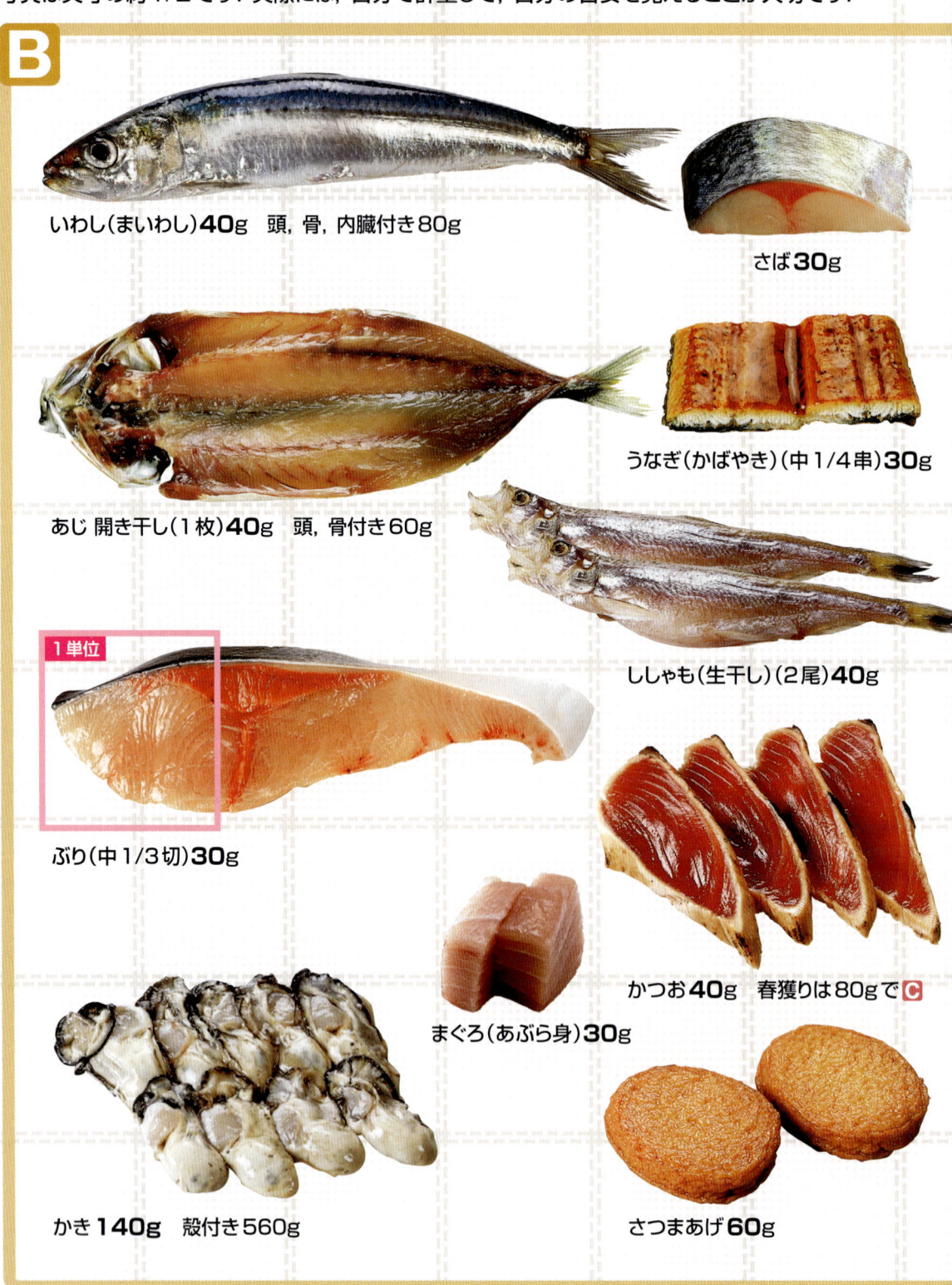

いわし（まいわし）**40g**　頭，骨，内臓付き80g

さば **30g**

あじ 開き干し（1枚）**40g**　頭，骨付き60g

うなぎ（かばやき）（中1/4串）**30g**

ししゃも（生干し）（2尾）**40g**

1単位
ぶり（中1/3切）**30g**

まぐろ（あぶら身）**30g**

かつお **40g**　春獲りは80gで C

かき **140g**　殻付き560g

さつまあげ **60g**

実物のサイズ　0　5　10　15　20cm

表3 ●魚介，大豆とその製品，卵，チーズ，肉　71

とうふ(もめん) **100g**

えだ豆(ゆで)**60g**
さや付き **140g**

1単位
生あげ **60g**

凍りどうふ **20g**

きなこ **20g**

納豆 **40g**

鶏卵 **50g**

0　　5　　10　　15　　20cm
実物のサイズ

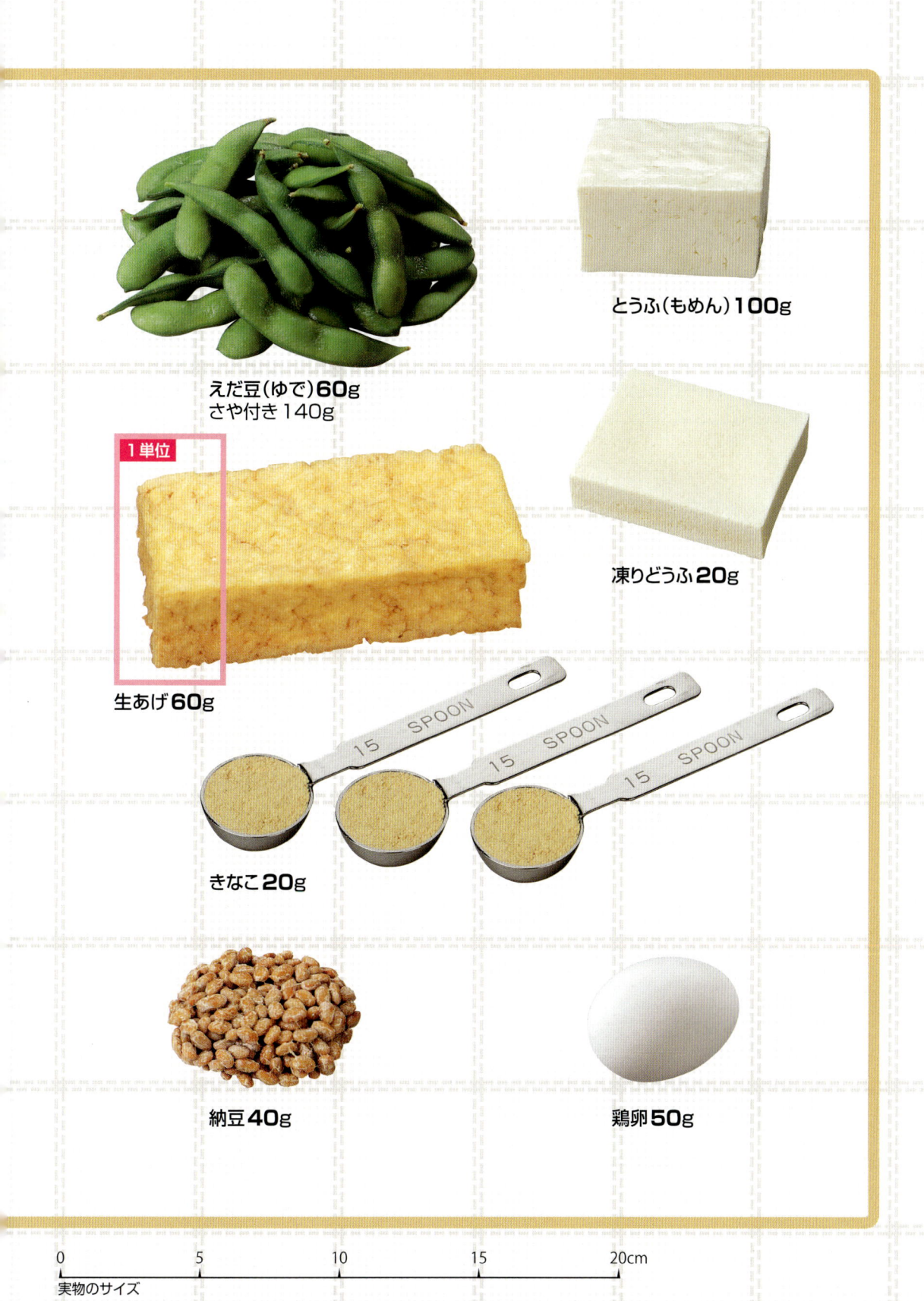

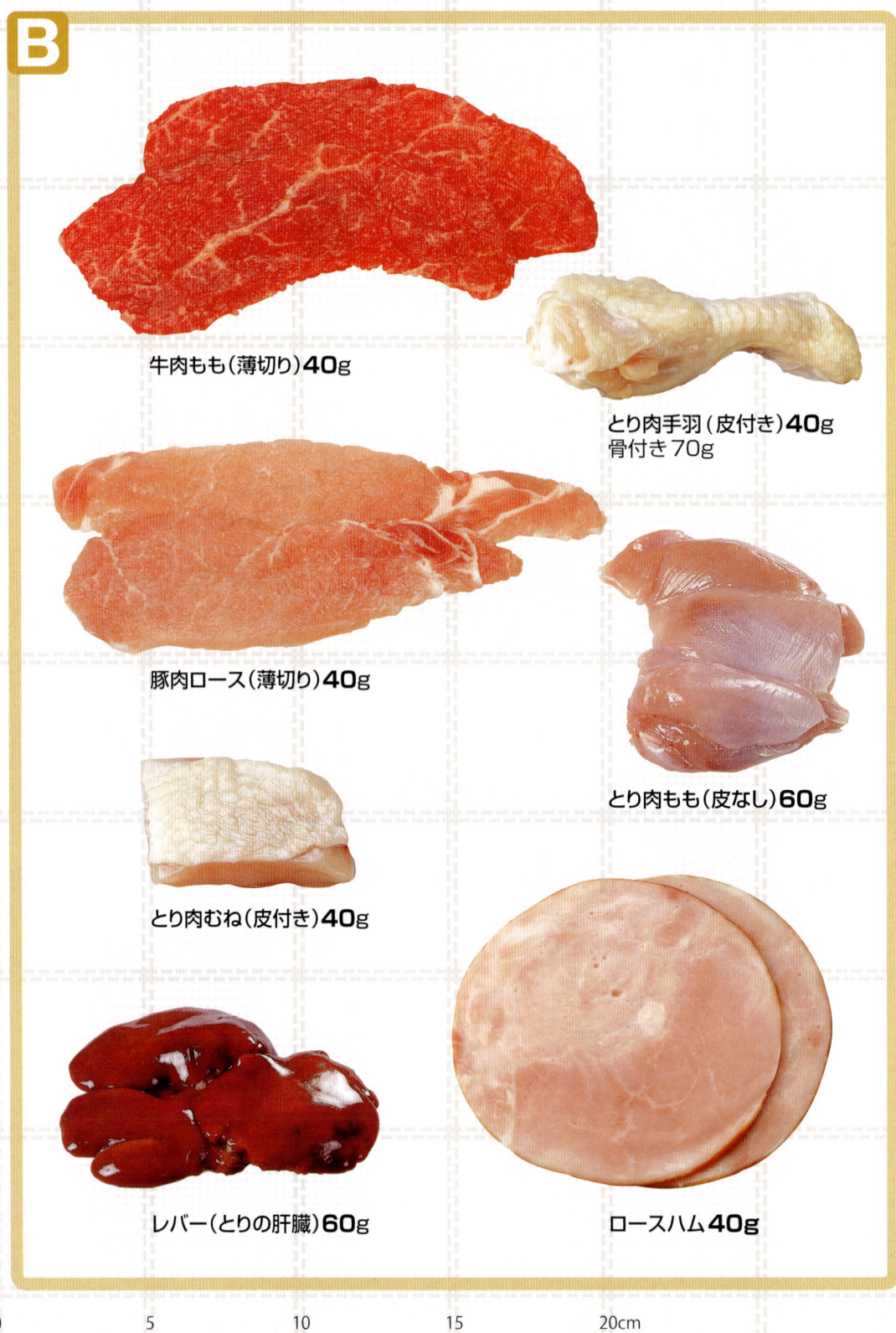

表3の食品（B）1単位の目安

写真は実寸の約1/2です．実際には，自分で計量して，自分の目安を覚えることが大切です．

牛肉もも（薄切り）**40g**

とり肉手羽（皮付き）**40g**
骨付き70g

豚肉ロース（薄切り）**40g**

とり肉もも（皮なし）**60g**

とり肉むね（皮付き）**40g**

レバー（とりの肝臓）**60g**

ロースハム**40g**

実物のサイズ
0　　5　　10　　15　　20cm

表3の食品（C）1単位の目安

写真は実寸の約1/2です．実際には，自分で計量して，自分の目安を覚えることが大切です．

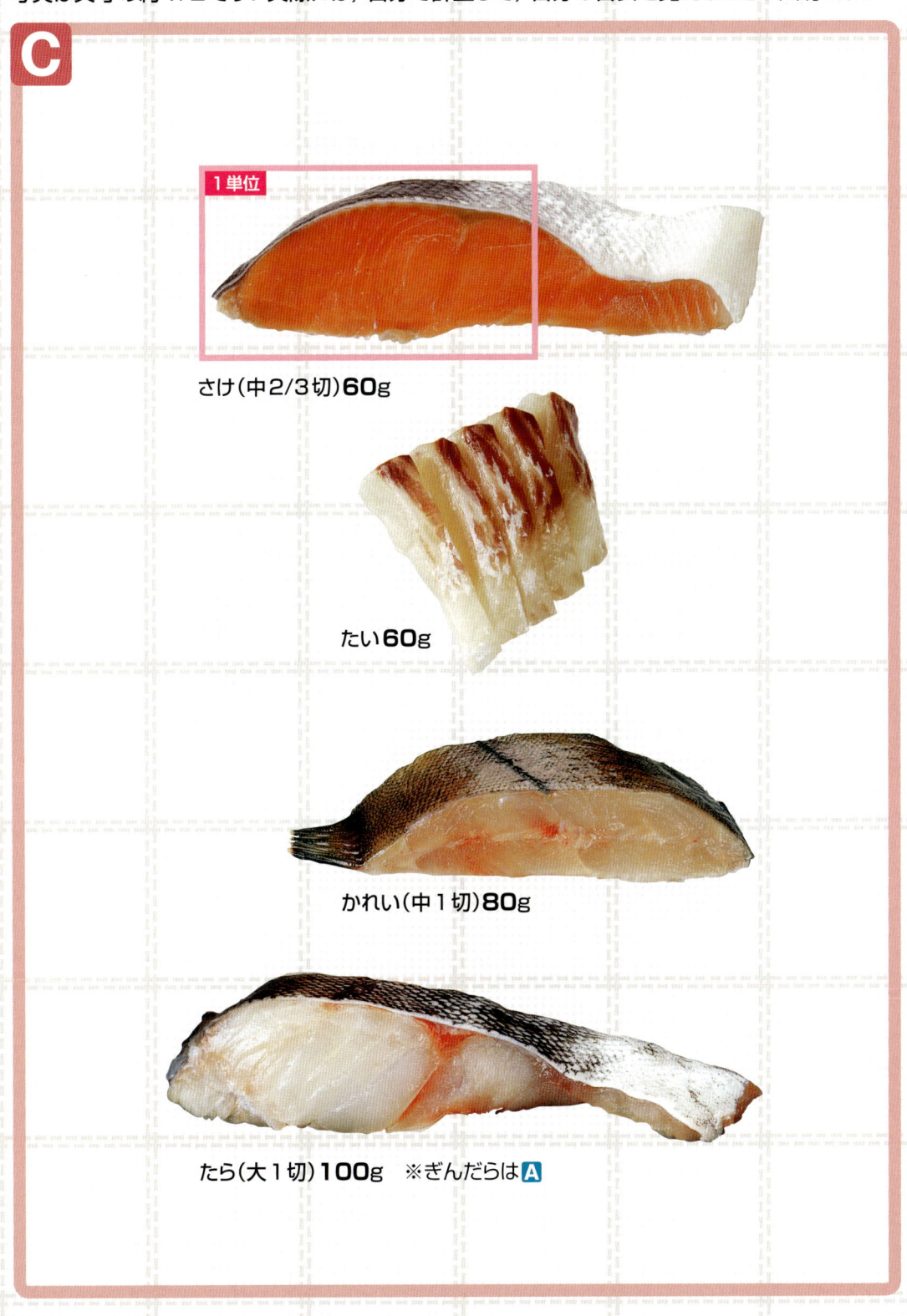

1単位

さけ（中2/3切）60g

たい60g

かれい（中1切）80g

たら（大1切）100g　※ぎんだらはA

表3の食品（C）1単位の目安

写真は実寸の約1/2です．実際には，自分で計量して，自分の目安を覚えることが大切です．

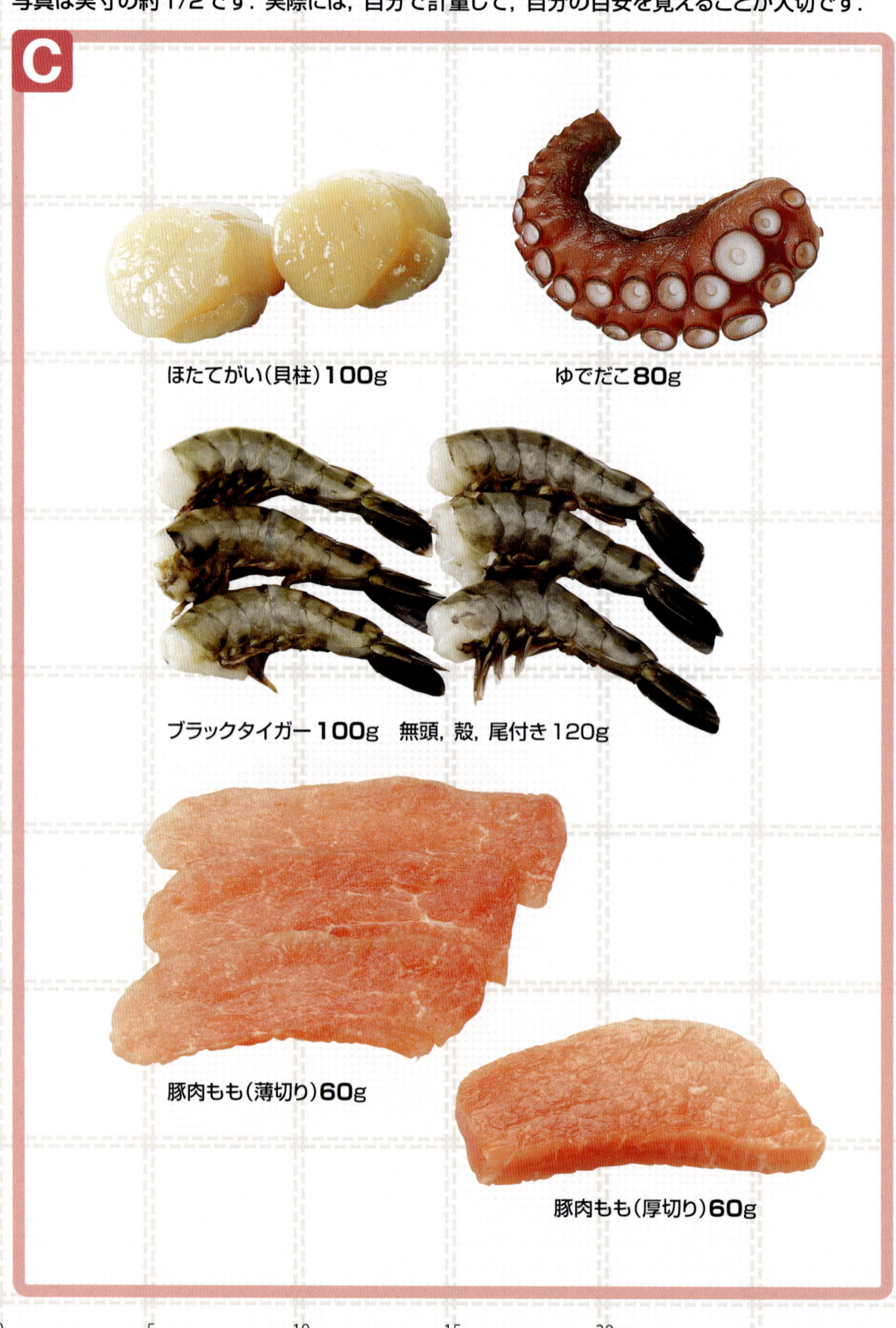

C

ほたてがい（貝柱）100g　　ゆでだこ 80g

ブラックタイガー 100g　無頭，殻，尾付き 120g

豚肉もも（薄切り）60g

豚肉もも（厚切り）60g

0　　5　　10　　15　　20cm
実物のサイズ

表4

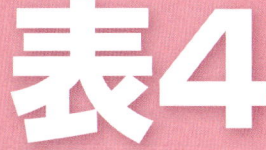

● 牛乳と乳製品
（チーズを除く）

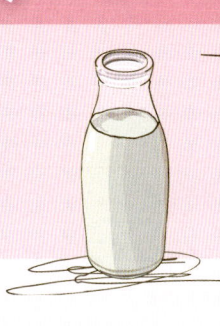

1. カルシウムの供給源として重要ですが，たんぱく質，脂質，炭水化物，ビタミンも多く含まれています．

2. 表4 の食品の1単位あたりの栄養素の平均含有量は，炭水化物7g，たんぱく質4g，脂質4gです．

3. 各食品の備考のあとに1単位中のたんぱく質量と食塩量が記載してあります．

4. カリウムが多い食品（1単位中に300mg以上）には K マークがつけてあります．

5. チーズは含まれている栄養素から食品交換表では， 表3 の食品（65頁）となります．

表4　牛乳と乳製品（チーズを除く）

食品名		1単位	備考	1単位中のたんぱく質量(g)	1単位中の食塩量(g)
脱脂乳 K		240 (ml)		8.2	0.2
普通牛乳		120 (ml)		4.0	0.1
加工乳（低脂肪）K		160 (ml)		6.1	0.3
加工乳（濃厚）		100 (ml)		3.5	0.1
[ヨーグルト]	脱脂加糖	120 (g)		5.2	0.2
	ドリンクタイプ	120 (g)		3.5	0.1
	全脂無糖	120 (g)		4.3	0.1
無糖練乳（エバミルク）		60 (g)		4.1	0.2
脱脂粉乳（スキムミルク）K		20 (g)	大さじ3杯	6.8	0.3
全粉乳 K		20 (g)	大さじ3杯	5.1	0.2

K マークの食品は1単位中にカリウム300mg以上を含みます．

表4の食品について

1) 牛乳（普通牛乳）100mlにはカルシウムが110mg含まれており，日本人に不足しがちなカルシウムを補給するために大切な食品です．しかしながら，たんぱく質も多く含まれているので，原則として1日120ml（1単位，たんぱく質4.0g）までにしましょう．
2) 牛乳が苦手な人は，ヨーグルトなどにするのもよい方法です．ヨーグルト（全脂無糖）は1単位120g（たんぱく質4.3g），ヨーグルト（脱脂加糖）は1単位120g（たんぱく質5.2g）です．
3) 牛乳やヨーグルトなどをとると下痢をするなどの理由でまったく飲食できない人は，主治医や管理栄養士に相談してください．

表5

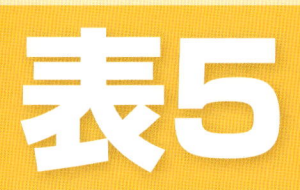

- 油脂
- 脂質の多い種実
- 多脂性食品

① 脂質を多く含む食品です．

② 油脂のほかに，脂質を多く含む種実（ごま，ピーナッツなど），脂質を多く含む肉（豚ばら肉，ベーコンなど）やアボカドなどの多脂性食品も 表5 です．たんぱく質量の多い食品もありますので，たんぱく質の量によって，A・Bの2区分に分けています．

■1単位に含まれるたんぱく質量

区　分	A	B
たんぱく質量(g)	0〜1.9	2.0〜

③ 各食品の備考のあとに1単位中のたんぱく質量と食塩量が記載してあります．

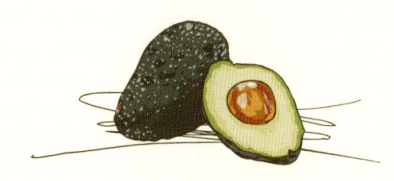

表5　油脂

	食品名	1単位 (g)	備考	1単位中のたんぱく質量 (g)	1単位中の食塩量 (g)
A	ドレッシング	20	大さじ軽く2杯	0	0.6
	牛脂（ヘット）	10	大さじ軽く1杯．牛のあぶら身※も同じ	0	0
	ごま油	10	大さじ軽く1杯．ラー油も同じ	0	0
	ショートニング	10	大さじ軽く1杯	0	0
	植物油	10	大さじ軽く1杯．大豆油，調合油，なたね油，コーンオイル，オリーブ油など	0	0
	［バター］有塩	10		0.1	0.2
	無塩	10		0.1	0
	マーガリン	10		0	0.1
	マヨネーズ	10	大さじ軽く1杯	0.2	0.2
	ラード	10	大さじ軽く1杯．豚のあぶら身※も同じ	0	0

表5　脂質の多い種実

	食品名	1単位 (g)	備考	1単位中のたんぱく質量 (g)	1単位中の食塩量 (g)
A	くるみ	10	ブラジルナッツ，マカダミアナッツ※，ペカン※，松の実も同じ	1.5	0
B	アーモンド	15	カシューナッツ※，ピスタチオ※も同じ	2.9	0
	ごま	15	大さじ2杯	3.0	0
	ピーナッツ	15	ピーナッツバター※も同じ	4.0	0

※1単位あたりの重量は同じですが，たんぱく質量や食塩量は若干異なります．

表5 多脂性食品

	食品名	1単位(g)	備考	1単位中のたんぱく質量(g)	1単位中の食塩量(g)
A	アボカド	40	大1/4個	1.0	0
	クリームチーズ	20		1.6	0.1
	クリーム（生）	20	乳脂肪，乳脂肪＋植物性脂肪，植物性脂肪	0.4	0
	とり皮	15		1.0	0
	リブロース（和牛）	15		1.5	0
B	あんこう（きも）	20		2.0	0.1
	牛ばら肉（カルビ）	20		2.9	0
	サーロイン（和牛）	20		2.3	0
	タン（牛舌）	20		2.7	0
	豚ばら肉	20		2.9	0
	ベーコン	20	1枚15〜20g ショルダーベーコン●は 表3	2.6	0.4
	リブロース（牛肉）	20	和牛肉のかたロース※も同じ	2.8	0
	レバーペースト	20	レバーソーセージ※も同じ	2.6	0.4
	ドライソーセージ（サラミ）	15		3.8	0.5

● マークの食品は1単位中に食塩1g以上を含みます．
※ 1単位あたりの重量は同じですが，たんぱく質量や食塩量は若干異なります．

表5の食品について

1) 油脂は少量でもエネルギー量の高い食品ですから，エネルギー調整のために有効に活用しましょう．
2) 油脂には，動物性のもの（バター，ヘット，ラードなど）と，植物性のもの（サラダ油，天ぷら油，オリーブ油など）があります．どちらも1単位あたりの重量は同じですが，動物性のものには飽和脂肪酸が多く含まれます．
3) 油脂は，計量スプーンなどではかれるものは，できるだけはかって使う習慣をつけましょう．

表5 ●油脂, 脂質の多い種実, 多脂性食品

表5の食品(A)1単位の目安

写真は実寸の約1/2です. 実際には, 自分で計量して, 自分の目安を覚えることが大切です.

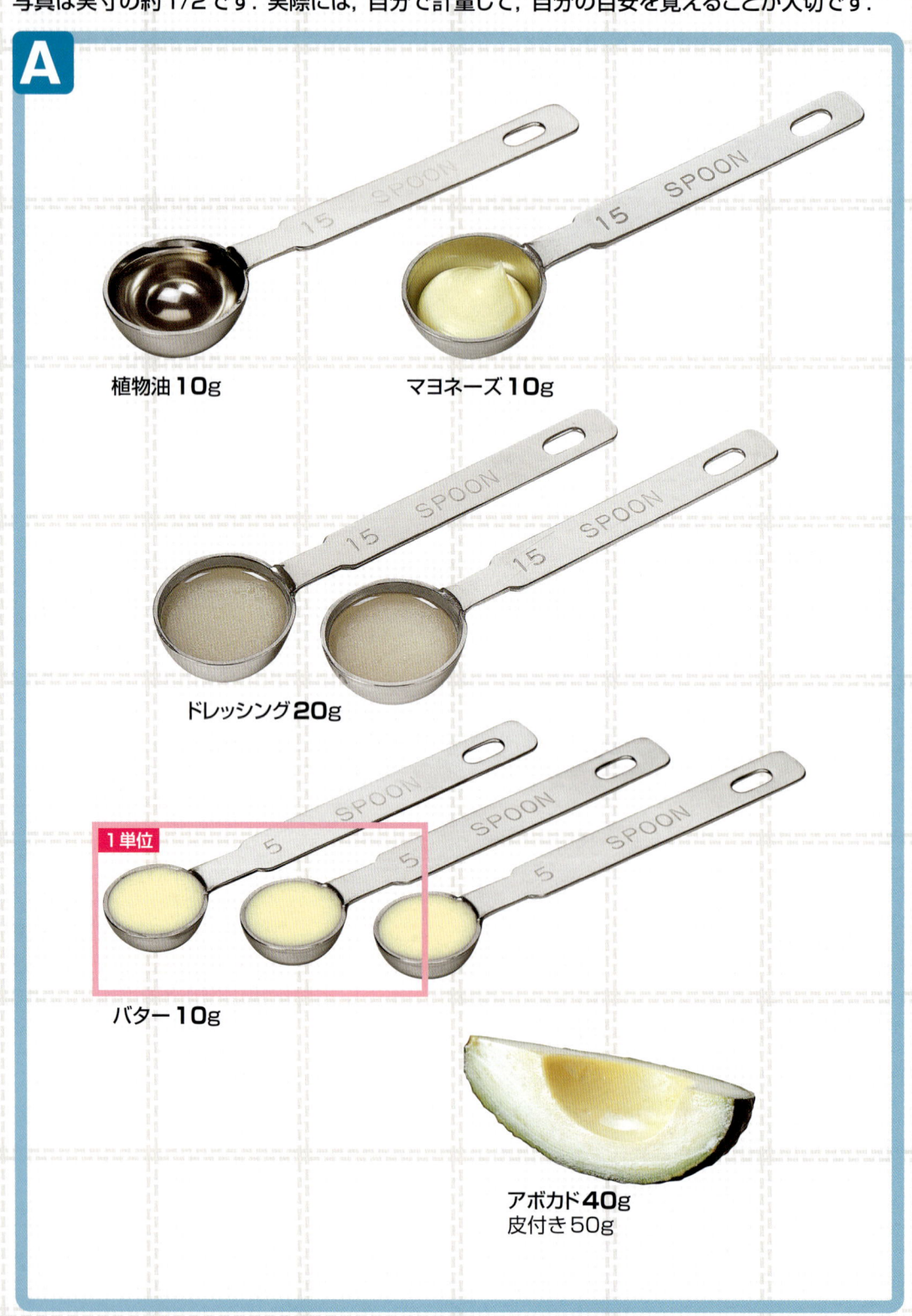

A

植物油 10g

マヨネーズ 10g

ドレッシング 20g

1単位

バター 10g

アボカド 40g
皮付き 50g

0　　5　　10　　15　　20cm
実物のサイズ

表5 ●油脂，脂質の多い種実，多脂性食品

表5の食品（B）1単位の目安
写真は実寸の約1/2です．実際には，自分で計量して，自分の目安を覚えることが大切です．

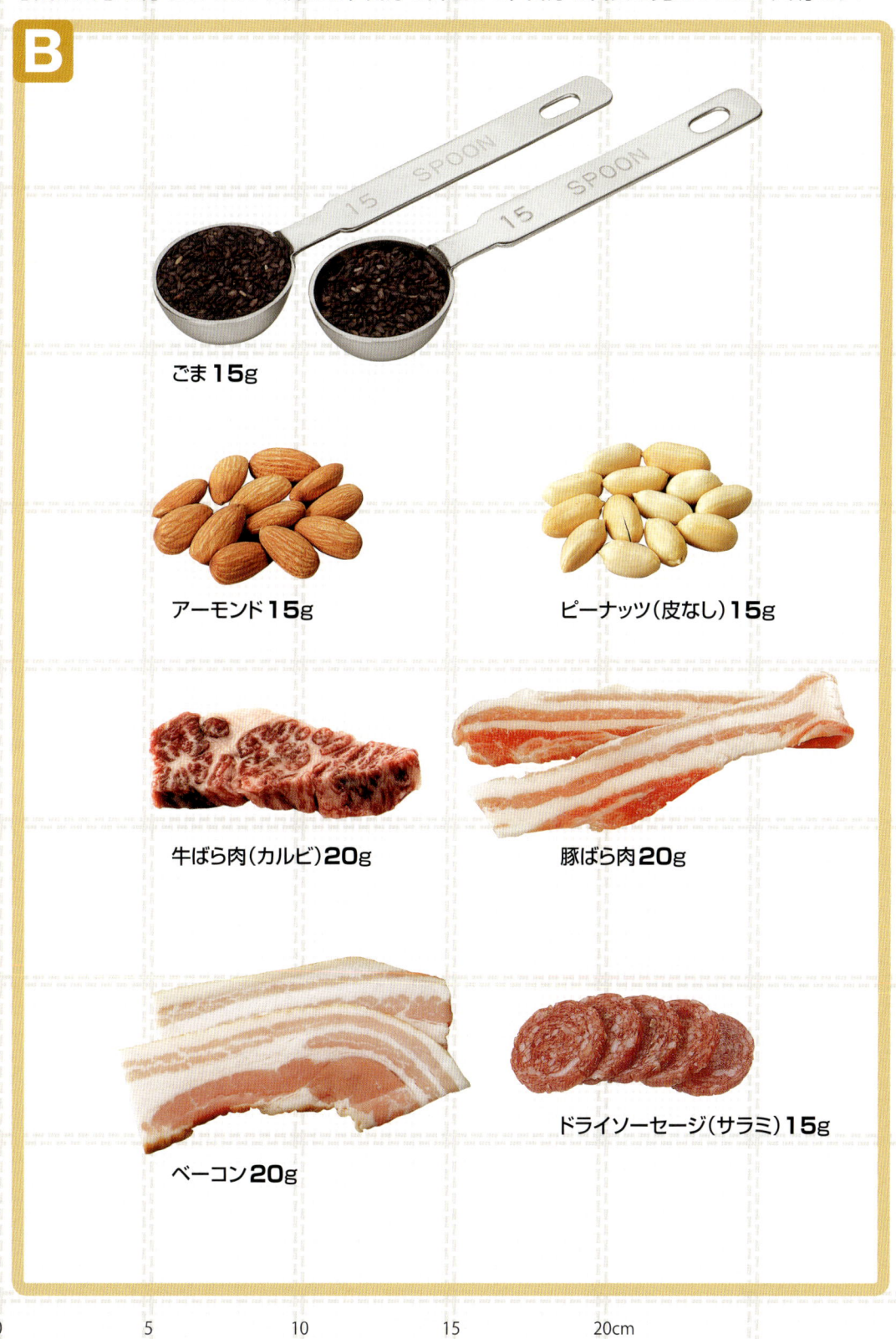

B

ごま 15g

アーモンド 15g

ピーナッツ（皮なし）15g

牛ばら肉（カルビ）20g

豚ばら肉 20g

ベーコン 20g

ドライソーセージ（サラミ）15g

0　　5　　10　　15　　20cm
実物のサイズ

表5 ●油脂, 脂質の多い種実, 多脂性食品

memo ●指示や指導を受けたこと等をメモしておきましょう．

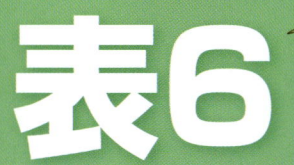

表6

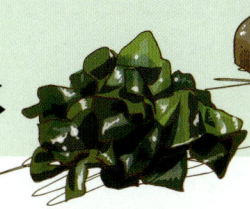

- 野菜（炭水化物の多い一部の野菜を除く）
- 海藻
- きのこ
- こんにゃく

① ビタミン，ミネラルや食物繊維を多く含む食品です．

② 野菜はいろいろとりあわせて300gが1単位です．

③ 表6 の食品1単位（野菜300g）あたりの栄養素の平均含有量は，炭水化物14g，たんぱく質4g，脂質1gです．

④ 海藻，きのこ，こんにゃくは日常食べる量ではエネルギー量はわずかですが，カリウムを多く含む食品もありますので，注意しましょう．

⑤ カリウムが食品100gあたり300mg以上含まれている場合には K マーク，500mg以上含まれている場合には K マークがつけてあります．

⑥ たんぱく質が食品100gあたり3g以上含まれている野菜は青色の文字で示してあります．

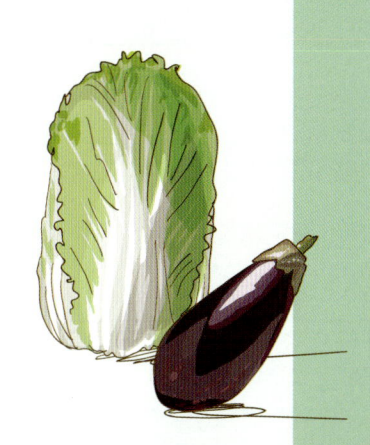

表6 ●野菜（炭水化物の多い一部の野菜を除く），海藻，きのこ，こんにゃく

表6の食品（緑黄色野菜，淡色野菜，海藻，きのこ，こんにゃく）

野菜の1単位の目安

▶ **日常的な野菜で300gの組み合わせをつくってみました．**

　この組み合わせの，トマト・にんじん・ピーマン・ブロッコリー・ほうれん草は緑黄色野菜です．キャベツ・きゅうり・だいこん・たまねぎ・もやしは淡色野菜です．

　わかめなどの海藻類・しいたけなどのきのこ類やこんにゃくは，エネルギー量はわずかですが，海藻やきのこのなかにはカリウムを多く含むものがあるので，管理栄養士と相談しましょう．

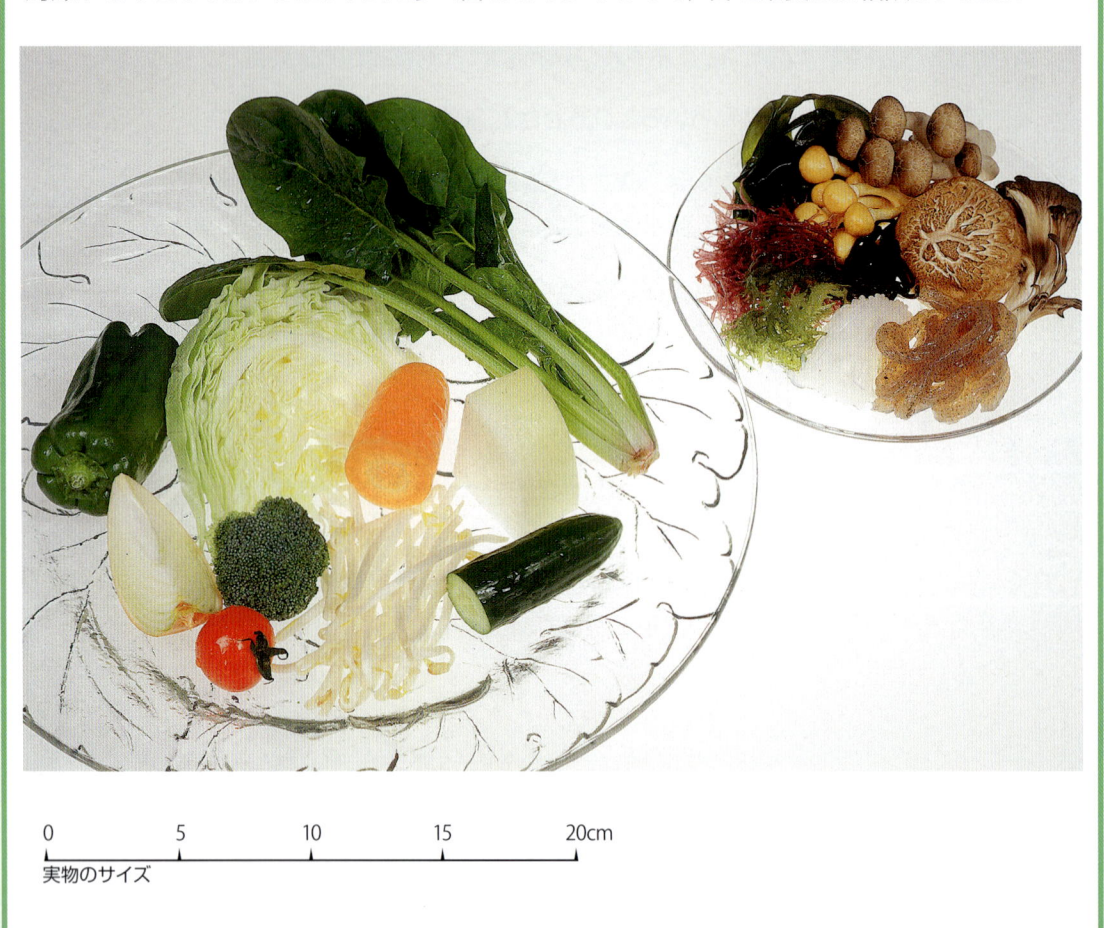

実物のサイズ

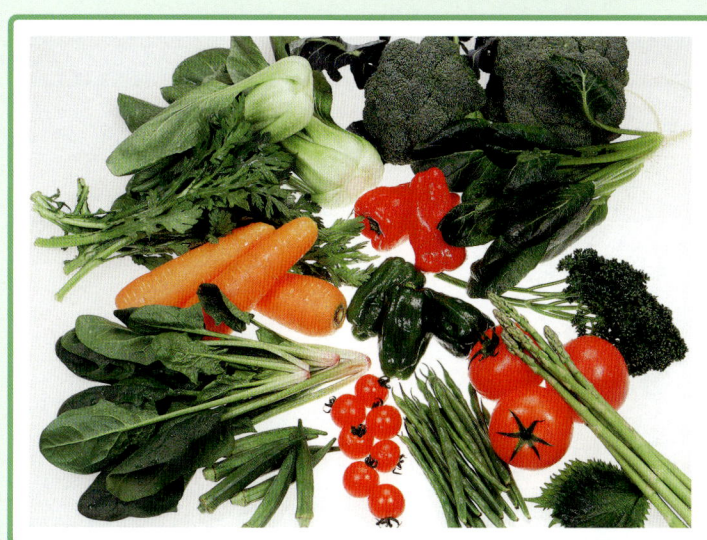

表6 ●野菜(炭水化物の多い一部の野菜を除く), 海藻, きのこ, こんにゃく

緑黄色野菜

緑・黄・赤などの鮮やかな色の野菜で食卓に色どりを添えます. 新鮮なものを選び, ゆでる・煮る・炒めるなどの加熱料理にすると食べやすいでしょう.

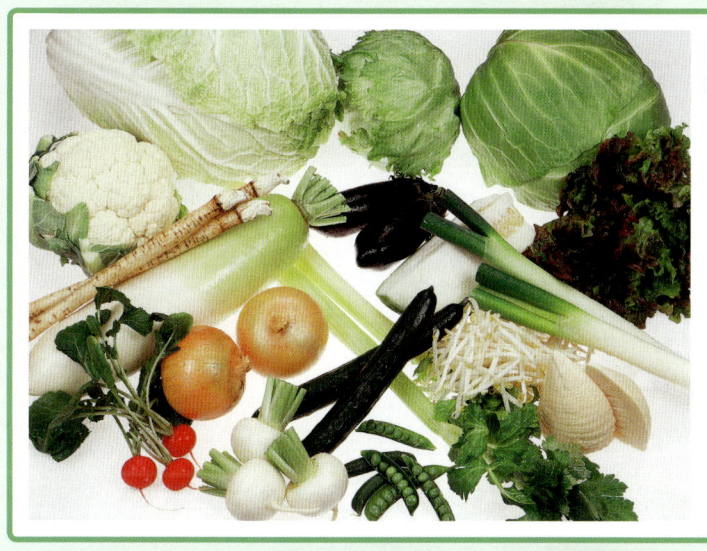

淡色野菜

淡白な味でサラダや和えもの, 煮ものや炒めものなど, いろいろな料理に使いやすい野菜です.

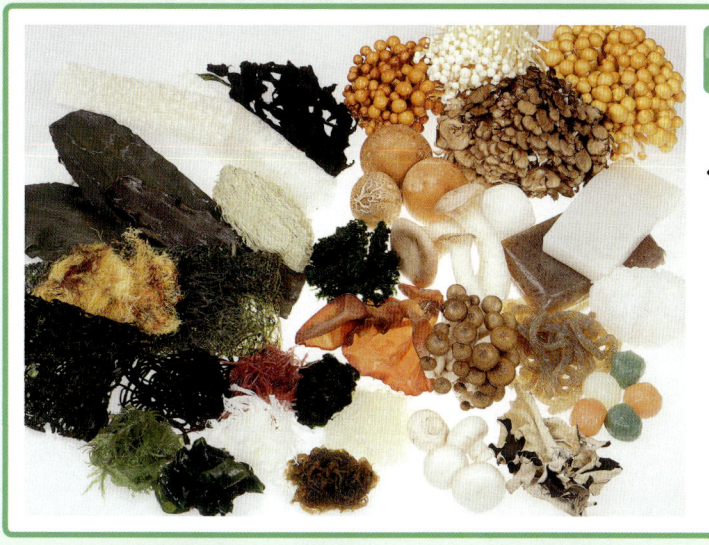

海藻, きのこ, こんにゃく

カルシウムや食物繊維などが多く含まれています.

表6 緑黄色野菜

表6 ●野菜（炭水化物の多い一部の野菜を除く），海藻，きのこ，こんにゃく

緑黄色野菜，淡色野菜いろいろとりあわせて300gが1単位（80キロカロリー）です

食品名

緑黄色野菜

あさつき K	じゅうろくささげ	パセリ K
あしたば K	しゅんぎく K	葉とうがらし K
アスパラガス（グリーン）	すぐきな K	葉ねぎ
エンダイブ	せり K	ひのな K
おおさかしろな K	だいこん葉 K	ひろしまな K
おかひじき K	たいさい K	ピーマン（青）
おくら	たかな K	ピーマン（赤）
かぶ葉 K	たらの芽 K	ふだん草 K
からしな K	チンゲンサイ	ブロッコリー K
キンサイ K	つくし K	ほうれん草 K
茎にんにく	つるな K	みずかけ菜 K
クレソン K	つるむらさき	みずな（きょうな） K
ケール K	トマト	みつば K
こまつな K	ながさきはくさい K	芽キャベツ K
さやいんげん	なずな K	モロヘイヤ K
さやえんどう	なばな K	ようさい K
サラダ菜 K	にら K	よめな K
さんとうさい K	にんじん	リーキ
ししとうがらし K	のざわな K	わけぎ
しそ K	のびる K	

K マークの食品はカリウム300mg以上，K マークの食品はカリウム500mg以上を食品100g中に含みます。
青色の文字の野菜は100g中に3g以上たんぱく質が含まれています。

表6 ●野菜(炭水化物の多い一部の野菜を除く), 海藻, きのこ, こんにゃく

表6の食品(緑黄色野菜)各100g(1/3単位)の目安

写真は実寸の約1/3です. 実際には, 自分で計量して, 自分の目安を覚えることが大切です.

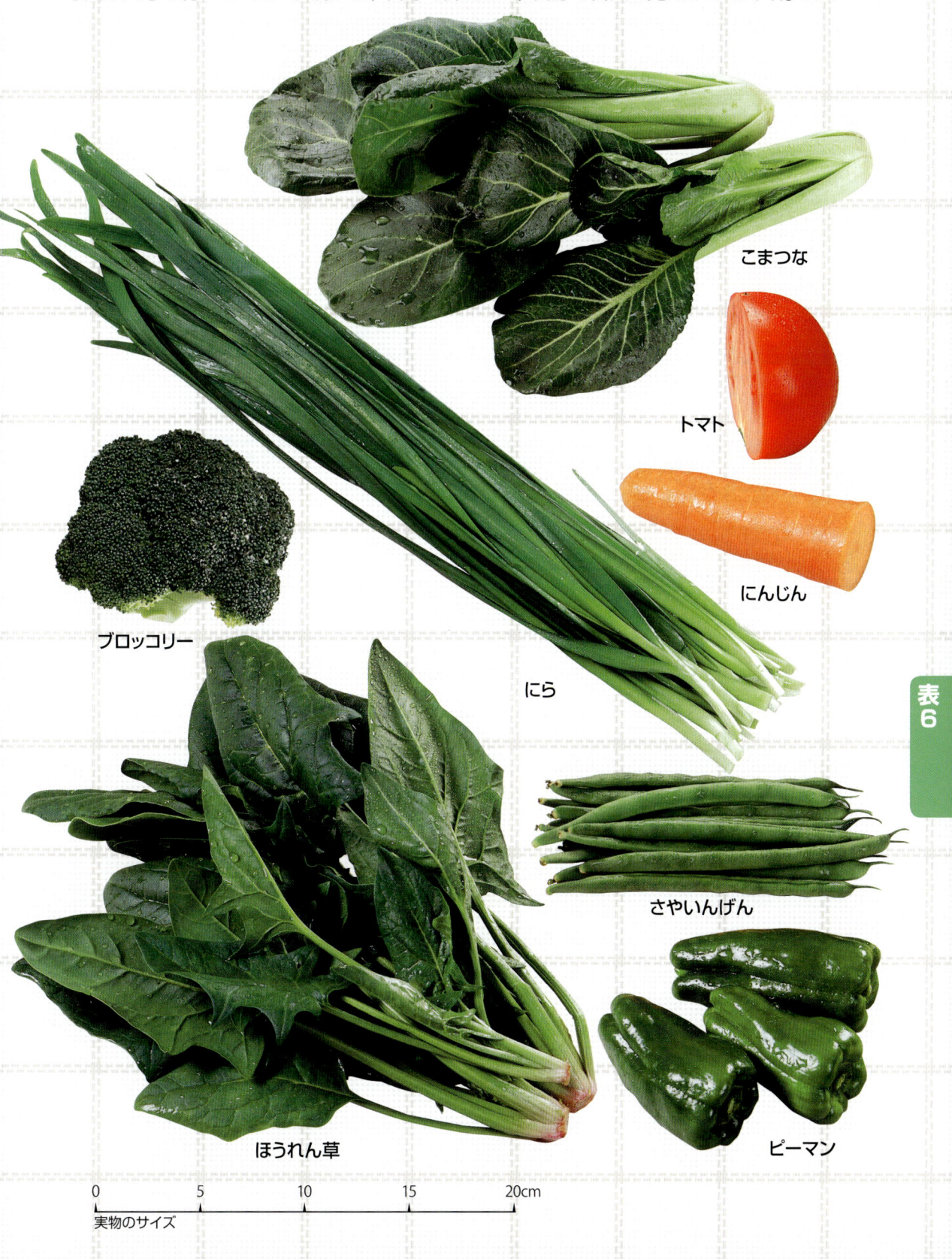

こまつな
トマト
にんじん
ブロッコリー
にら
さやいんげん
ほうれん草
ピーマン

0 5 10 15 20cm
実物のサイズ

表6 淡色野菜

緑黄色野菜，淡色野菜いろいろとりあわせて300gが1単位（80キロカロリー）です

食品名

淡色野菜

アスパラガス（ホワイト）	ずいき🇰	にんにく🇰
うど	ズッキーニ🇰	根深ねぎ
かぶ	セロリー🇰	はくさい
カリフラワー🇰	ぜんまい🇰	二十日だいこん
かんぴょう🇰	だいこん	はやとうり
きく	切干しだいこん🇰	ピーマン（黄）
キャベツ	たけのこ🇰	ふき🇰
きゅうり	たまねぎ	みょうが
コールラビ	つわぶき🇰	もやし（大豆）
ごぼう🇰	テーブルビート🇰	らっきょう
じゅんさい	とうがん	ルバーブ🇰
しょうが	なす	レタス
しろうり	にがうり（ゴーヤ）	わらび🇰

🇰マークの食品はカリウム300mg以上，🇰マークの食品はカリウム500mg以上を食品100g中に含みます．
青色の文字の野菜は100g中に3g以上たんぱく質が含まれています．

表6の食品について（野菜）

1) 野菜はビタミン，ミネラルや食物繊維などを供給する食品として大切です．いろいろとりあわせて，1日に350gを目安に朝食，昼食，夕食に分けて食べましょう．
2) 緑黄色野菜は，ビタミン（カロテン，ビタミンCなど），カルシウムや鉄分を多く含む野菜です．
3) カリウム制限が指示されている場合には，🇰マーク，🇰マークのカリウムを多く含む野菜をとりすぎないようにし，同時に野菜を多めの水でゆでこぼしてから食べることが肝要です．また，生野菜をジュースにしてとることも，好ましくないので注意が必要です．
4) 野菜の漬物は食塩が多く含まれているので，極力控えましょう．

表6 ●野菜（炭水化物の多い一部の野菜を除く），海藻，きのこ，こんにゃく

表6の食品（淡色野菜）各100g（1/3単位）の目安

写真は実寸の約1/2です．実際には，自分で計量して，自分の目安を覚えることが大切です．

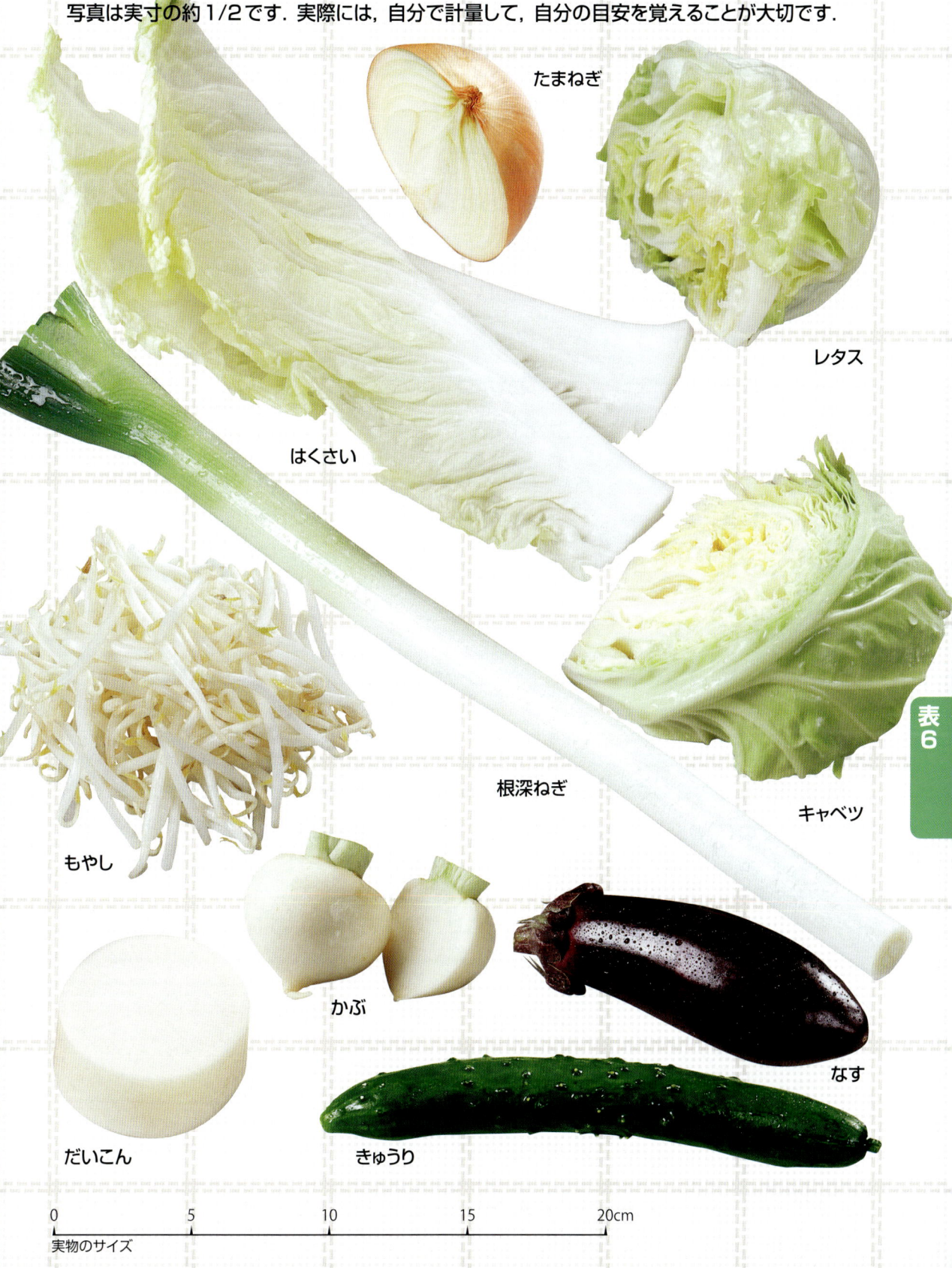

たまねぎ

レタス

はくさい

根深ねぎ

キャベツ

もやし

かぶ

なす

だいこん

きゅうり

0　　　5　　　10　　　15　　　20cm
実物のサイズ

表6 海藻, きのこ, こんにゃく

食品名	海藻	きのこ	こんにゃく
	あおのり 🅚	えのきだけ 🅚	こんにゃく
	あらめ 🅚	エリンギ 🅚	しらたき
	いわのり 🅚	きくらげ 🅚	
	寒天	しいたけ	
	こんぶ 🅚	しめじ 🅚	
	てんぐさ 🅚	なめこ	
	ところてん	ひらたけ 🅚	
	とさかのり	まいたけ 🅚	
	のり 🅚	マッシュルーム 🅚	
	ひじき 🅚	まつたけ 🅚	
	もずく		
	わかめ 🅚		

🅚マークの食品はカリウム300mg以上，🅚マークの食品はカリウム500mg以上を食品100g中に含みます．

表6の食品について（海藻，きのこ，こんにゃく）

1) 海藻, きのこ, こんにゃくは, 日常食べる量ではエネルギー量はわずかですが, カリウムが多く含まれている食品もありますので, カリウム制限を指示されている方は主治医や管理栄養士に相談しましょう．
2) 海藻の加工品の中には, のりの佃煮のように, 食塩の多いものがあるので注意しましょう．

表6 ●野菜（炭水化物の多い一部の野菜を除く），海藻，きのこ，こんにゃく

表6の食品（海藻，きのこ，こんにゃく）各100gの目安
写真は実寸の約1/2です．実際には，自分で計量して，自分の目安を覚えることが大切です．

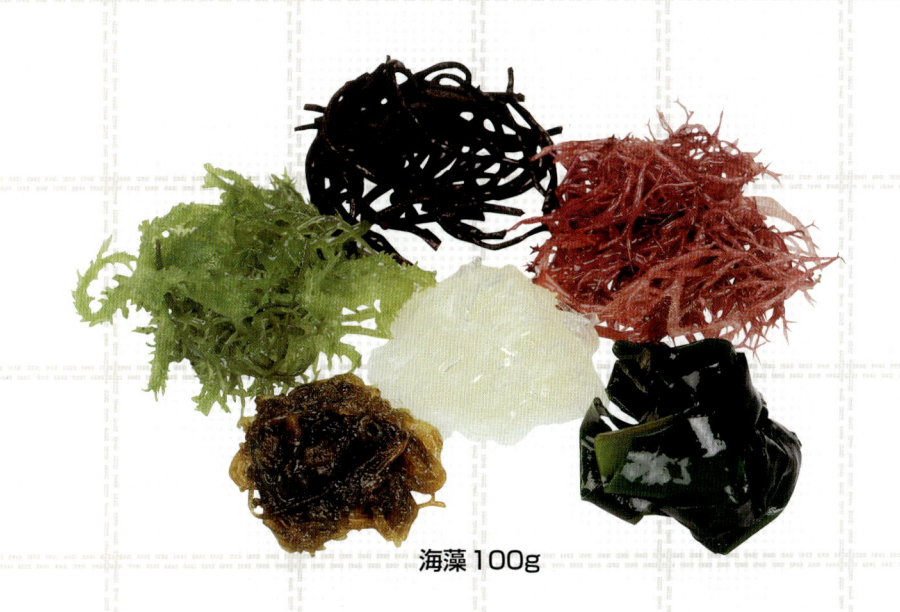

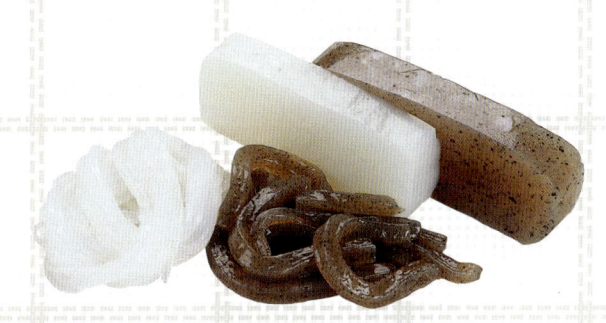

海藻 100g

こんにゃく 100g

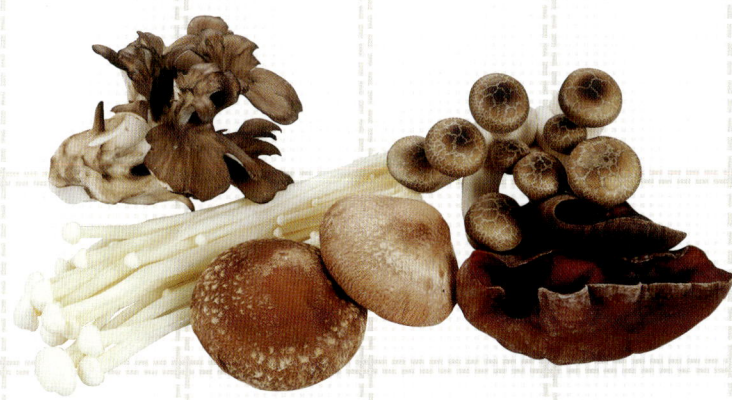

きのこ 100g

0　　5　　10　　15　　20cm
実物のサイズ

表6 ●野菜(炭水化物の多い一部の野菜を除く), 海藻, きのこ, こんにゃく

memo ●指示や指導を受けたこと等をメモしておきましょう.

調味料

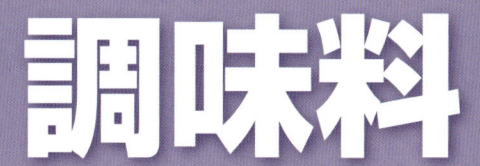

● みそ，みりん，砂糖など

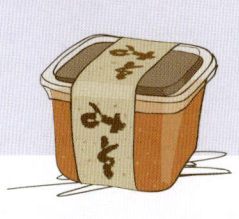

① 調味料の表には，みそや砂糖などがのせてあります．

② 単位計算する調味料の1日の使用量は0.8単位です．これを，その日の料理に合わせて朝食，昼食，夕食，間食に分けて使います．

③ 各食品の1単位中のたんぱく質量と食塩量，目安量と食塩量が記載してあります．食塩量を参照して，1日の指示食塩量をこえないようにしましょう．

④ 食塩が多い食品（1単位中に1g以上）には🔴マークがつけてあります．

調味料 みそ，みりん，砂糖など

単位数を計算する調味料

食品名	1単位(g)	1単位中のたんぱく質量(g)	1単位中の食塩量(g)
オイスターソース🔴	75	5.8	8.6
ウスターソース🔴	70	0.7	5.9
トマトケチャップ🔴	60	1.0	2.0
濃厚ソース🔴	60	0.5	3.4
辛みそ🔴	40	5.0	5.0
甘みそ🔴	40	3.9	2.4
酒かす	35	5.2	0
みりん	35	0.1	0
メープルシロップ	30	0	0
はちみつ	25	0.1	0
砂糖	20	0	0
カレールウ🔴	15	1.0	1.6
ハヤシルウ🔴	15	0.9	1.6

ドレッシングとマヨネーズは 表5 に記載（78頁参照）．
🔴マークの食品は1単位中に食塩1g以上を含みます．

調味料について

1) 調味料の1日の使用量は，あわせて0.8単位とします（118頁のQ14参照）．
2) カレールウやハヤシルウは炭水化物と脂質が多く，1人分約18gで約1.2単位になります．エネルギー量が多いので，使用の際には主治医や管理栄養士の指導を受けてください．
3) 砂糖，みりんなどはできるだけひかえめにして，だしやスープの味を生かし，うす味に仕上げましょう．
4) 調味料は，食塩をたくさん含むものが多いので，高血圧の予防のために，できるだけひかえめに使いましょう．
5) 人工甘味料にはいろいろ種類がありますので，その使用については主治医や管理栄養士の指導を受けてください（118頁のQ15参照）．
6) みそは，麹の違いによる米みそ・麦みそ・豆みそ，淡色・赤色，甘口・辛口など多くの種類があります．米みそ（甘みそ，淡色辛みそ，赤色辛みそ），麦みそ，豆みそは，いずれも1単位は40gです．また，みその種類によって含まれる食塩の量に差がありますので，食品表示を確認しましょう（119頁のQ17参照）．

調味料の目安と食塩量

食品名	目安	単位	重量(g)	食塩量(g)
食塩	小さじ1杯	-	6	6.0
辛みそ	小さじ1杯	0.15	6	0.7
甘みそ	小さじ1杯	0.15	6	0.4
こいくちしょうゆ	小さじ1杯	-	6	0.9
うすくちしょうゆ	小さじ1杯	-	6	1.0
ウスターソース	小さじ1杯	0.1	6	0.5
濃厚ソース	小さじ1杯	0.1	6	0.3
オイスターソース	大さじ1杯	0.25	18	2.1
トマトケチャップ	大さじ1杯	0.3	18	0.6
フレンチドレッシング	大さじ軽く1杯	0.5	10	0.3
マヨネーズ	大さじ1杯	1.0	12	0.2
めんつゆ(三倍濃縮)	大さじ1杯	-	18	1.8
カレールウ	1人分	1.2	18	1.9
ハヤシルウ	1人分	1.2	18	1.9

治療用特殊食品(食塩調整食品)

食品名	目安	単位	重量(g)	食塩量(g)
減塩食塩(50%カット)	小さじ1杯	-	6	3.0
減塩みそ(50%カット)	小さじ1杯	0.15	6	0.3
減塩しょうゆ(50%カット)	小さじ1杯	-	6	0.5
だし割りしょうゆ	小さじ1杯	-	6	0.5
減塩ソース(50%カット)	小さじ1杯	0.1	6	0.2
減塩トマトケチャップ(50%カット)	大さじ1杯	0.3	18	0.3
減塩めんつゆ(三倍濃縮)(50%カット)	大さじ1杯	-	18	0.9

製品によっては,塩化カリウムが使われている場合があるので注意してください.
製品によって食塩のカット割合が異なりますので,栄養成分表示を確認してください.

調味料 1 単位の目安

写真は実寸の約 1/2 です．実際には，自分で計量して，自分の目安を覚えることが大切です．

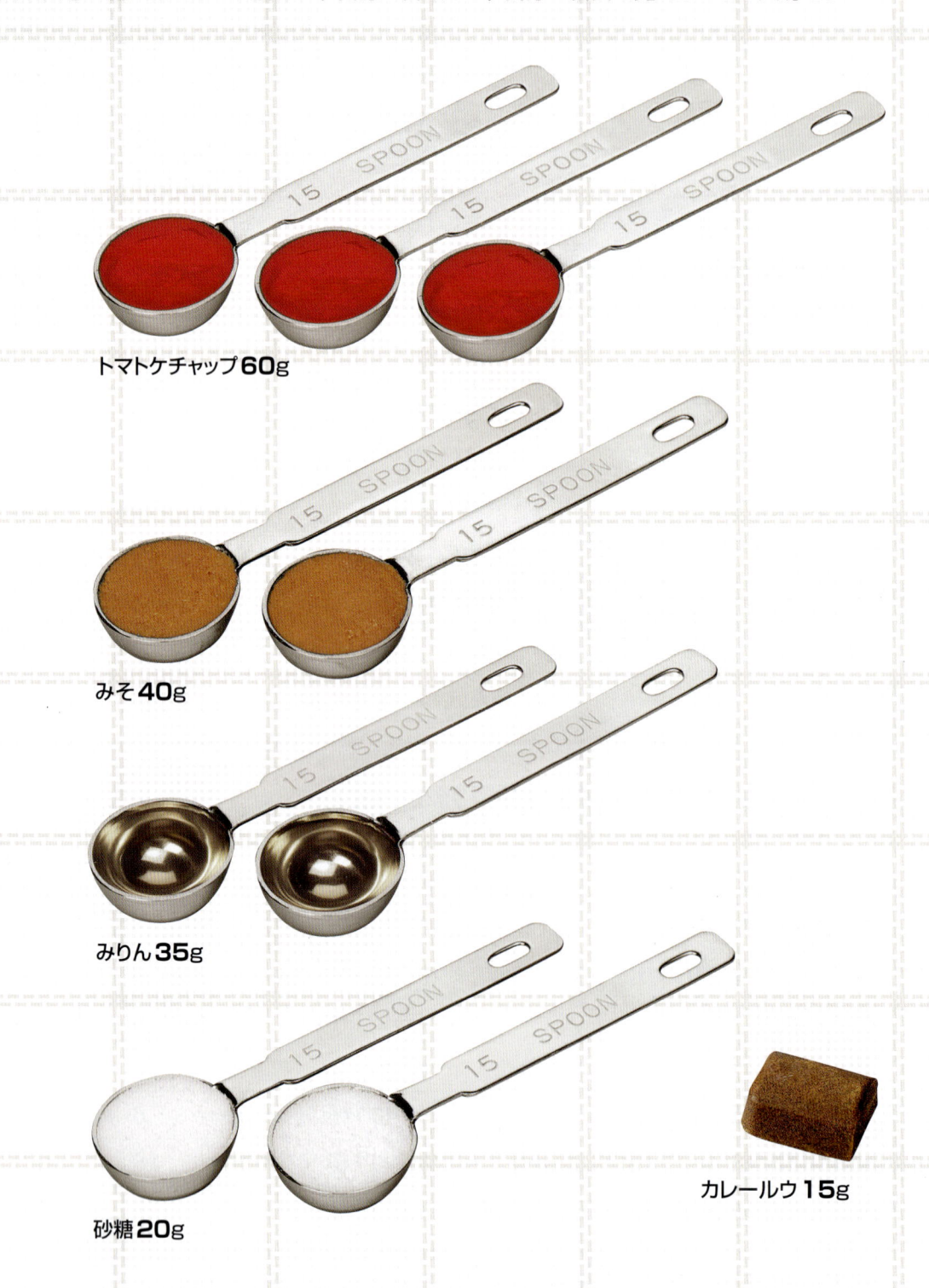

トマトケチャップ 60g

みそ 40g

みりん 35g

砂糖 20g

カレールウ 15g

0　　　5　　　10　　　15　　　20cm
実物のサイズ

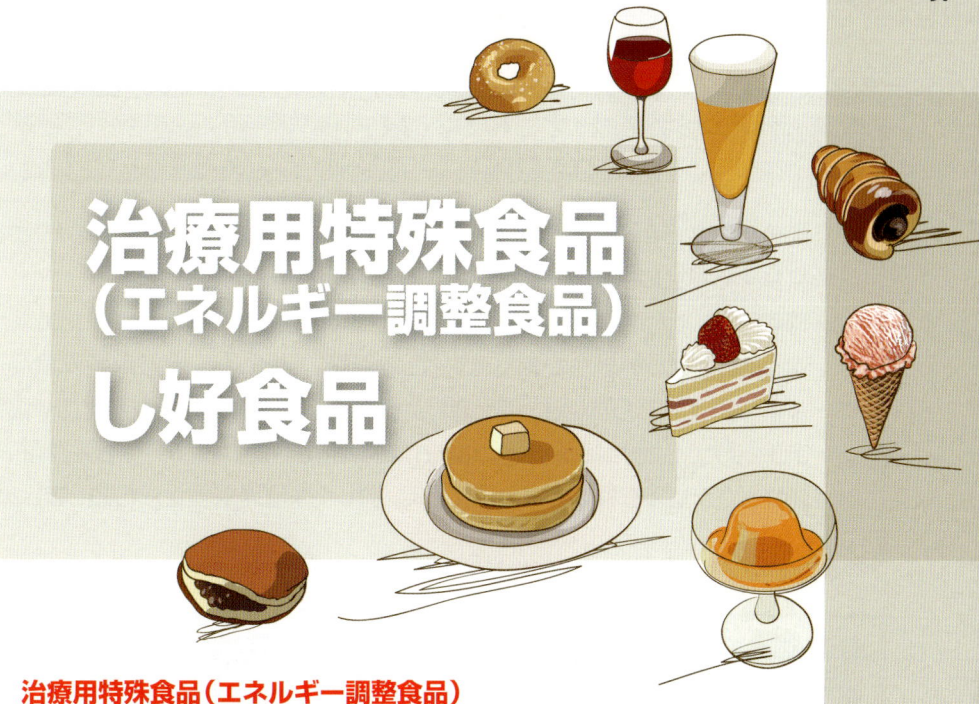

治療用特殊食品
（エネルギー調整食品）
し好食品

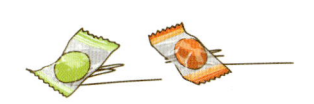

治療用特殊食品（エネルギー調整食品）
- たんぱく質や食塩が少なくエネルギーをとるための食品です．さまざまな種類がありますので，主治医や管理栄養士にたずねるようにしましょう．

し好食品
- し好食品の1単位あたりの重量，たんぱく質量，食塩量を示しています（99〜101頁）．
- アルコールはエネルギーになりますが，栄養素ではありません．したがって，アルコール飲料は原則的に他の食品と交換はできません．
- し好飲料，ジャムなどに人工甘味料を使用したものがありますが，人工甘味料にはいろいろな種類がありますので，主治医や管理栄養士にたずねるようにしましょう（118頁のQ15参照）．

治療用特殊食品（エネルギー調整食品）

- 十分なエネルギー量を確保するために利用する食品です（119頁Q19参照）.
- 飲食する場合には主治医と相談し，その指示を守りましょう.
- 腎症では，たんぱく質量が制限されるために，主治医から指示されたエネルギー量を確保することが難しい場合があります．このような場合には，治療用特殊食品を利用してエネルギー不足にならないようにしましょう．ただし，とりすぎは体重増加や高血糖につながります．また，治療用特殊食品には，甘味料類，油脂類，ゼリー・ドリンク類，粉もの類，菓子類などさまざまな種類がありますので，詳しくは管理栄養士に相談しましょう.

し好食品

- 原則として，糖尿病には好ましくない食品です.
- 十分なエネルギーを確保するために，摂取する必要がある場合もあります.
- 飲食する場合には主治医と相談し，その指示を守りましょう.

アルコール飲料
- アルコールの摂取は，腎症の治療に対していろいろな面で悪影響がありますので，できるだけ禁酒することが望まれます（118頁のQ16参照）.
- 近年，ビールに類似する発泡酒，その他の醸造酒（第3のビール）やアルコール含有量1.0%未満のビールテイスト飲料など，さまざまな類似飲料が販売されています．個々の商品の成分表示などを参考にしながら主治医や管理栄養士とよく相談して選択するようにしましょう．

くだものの缶詰，干しくだもの
- 生のくだものよりビタミンCの含有量が少なく，また缶詰には砂糖が多く含まれています．くだものは原則として 表2 （49〜54頁）に掲載されているものからとりましょう．ただし，高カリウム血症などカリウムを制限する場合には，生のくだものよりもくだものの缶詰を推奨する場合もあります．

し好飲料，アイスクリーム，ジャム，煮豆，菓子パン，菓子類
- これらの食品は砂糖を多く含みますので，血糖値や血液中の中性脂肪が高くなりやすいなどの問題があります．また，種類によっては，たんぱく質や食塩も含むため，飲食する場合には食事（朝食，昼食，夕食）との調整も必要になる場合があります．

し好食品　アイスクリーム，くだもの缶詰，菓子類など

分類	食品名	1単位(g)	1単位中のたんぱく質量(g)	1単位中の食塩量(g)
アイスクリーム	アイスクリーム	40	1.5	0.1
アイスクリーム	ラクトアイス・低脂肪	70	1.3	0.1
アイスクリーム	ソフトクリーム	50	1.9	0.1
アイスクリーム	シャーベット	60	0.5	0
くだもの缶詰	あんず，さくらんぼ，パイナップル，びわ，ぶどう，みかん，もも，ようなし，りんご	100	0.4	0
干しくだもの	干しあんず，干しがき，干しバナナ，干しぶどう K	30	1.3	0
ジャム	あんず，いちご，マーマレード	30	0.1	0
ジャム	ブルーベリー	40	0.3	0
ジャム	りんご，低糖度ジャム	40	0.1	0
煮豆	うずら豆，うぐいす豆，おたふく豆，ふき豆	30	2.2	0.1
菓子パン	あんパン	30	2.4	0.2
菓子パン	クリームパン	25	2.6	0.2
菓子パン	ジャムパン	30	2.0	0.2
菓子パン	チョココロネ	25	1.8	0.2
菓子パン	デニッシュペストリー	20	1.4	0.2
菓子パン	ホットケーキ	30	2.3	0.2
菓子類	アップルパイ	25	1.0	0.2
菓子類	甘納豆	25	1.4	0.1
菓子類	あられ，おかき，せんべい	20	1.5	0.2
菓子類	あんまん	30	1.8	0
菓子類	今川焼き	35	1.6	0

K マークの食品は1単位中にカリウム300mg以上を含みます．ただし，くだものの種類や加工方法によってカリウムの量は異なります．

	食品名	1単位(g)	1単位中の たんぱく質量(g)	1単位中の 食塩量(g)
菓子類	オレンジゼリー	100	2.1	0
	カスタードプディング	60	3.3	0.1
	カステラ	25	1.6	0
	かりんとう(白, 黒)	20	1.7	0
	かりんとう(芋)	15	0.2	0
	キャラメル	20	0.8	0.1
	キャンディ(あめ)	20	0.0	0
	きんつば	30	1.8	0.1
	くし団子(あん, みたらし)	40	1.4	0.1
	クッキー	15	0.9	0.1
	シュークリーム	35	2.1	0.1
	ショートケーキ	25	1.8	0.1
	大福もち	35	1.7	0
	チョコレート	15	1.0	0
	ドーナッツ	20	1.4	0.1
	どら焼き	30	2.0	0.1
	練りようかん	25	0.9	0
	ビスケット	20	1.5	0.2
	ポテトチップス	15	0.7	0.2
	マシュマロ	25	0.6	0
	まんじゅう	25	1.5	0
	もなか	30	1.4	0
	ゆであずき(缶詰)	35	1.5	0.1
	ラムネ(錠菓)	20	0.0	0
	ワッフル(カスタード)	30	2.2	0.1

し好食品　アルコール飲料，し好飲料

	食品名	1単位(g)	1単位中の たんぱく質量(g)	1単位中の 食塩量(g)
アルコール飲料	ビール	200	0.6	0.0
	ビール(発泡酒)	180	0.2	0.0
	ワイン(ぶどう酒)	100	0.1	0.0
	日本酒	70	0.3	0.0
	紹興酒	60	1.0	0.0
	うめ酒	50	0.1	0.0
	焼酎(25度)	50	0.0	0.0
	焼酎(35度)	40	0.0	0.0
	ウイスキー	30	0.0	0.0
	リキュール類	25	0.0	0.0
し好飲料	清涼飲料：コーラ，サイダー，フルーツ飲料(無果汁)など	200	0.1	0.0
	ジュース(天然果汁，濃縮還元) K	180	0.8	0.0
	ジュース(果汁10〜70％)	160	0.2	0.0
	乳飲料：ラクトコーヒー	140	3.1	0.1
	乳飲料：ラクトフルーツ	140	1.7	0.1
	豆乳飲料	130	4.2	0.1
	甘酒	80	1.4	0.2
	乳酸菌飲料(乳製品)	120	1.3	0.0
	乳酸菌飲料(殺菌乳製品)	40	0.6	0.0

K マークの食品は1単位中にカリウム300mg以上を含みます．ただし，くだものの種類や加工方法によってカリウムの量は異なります．

参考資料

食塩が多い食品

1. 食塩含有量の多い（1単位中1g以上）食品を次表に示します．
2. 食塩を控えることは，腎症の悪化や高血圧の予防に重要です．1日6g未満にしましょう．
3. 表3 の食品には食塩の多い食品がたくさんありますので，注意しましょう．
4. 漬物や佃煮は食塩がとくに多いので，なるべく食べないようにするか，少量にとどめましょう．
5. 外食料理や調理加工食品は，食塩の過剰摂取になりやすいので注意しましょう．また，栄養成分表示の食塩相当量またはナトリウム量を確認するようにしましょう（119頁のQ17参照）．
   - ナトリウム量（mg）×2.54÷1000＝食塩相当量（g）

   簡単な覚え方 ➡ ナトリウム400mg ≒ 食塩1g

食塩が多い食品（1単位あたり1g以上）

※ 食品分類別1単位中に含まれる食塩含有量の多い順で掲載

分類		食品名		1単位(g)	1単位中の食塩(g)
表3	魚（塩蔵品）	塩ます	C	60	3.5
		たらこ	C	60	2.8
		塩たら	C	100	2.0
		すじこ	B	30	1.4
		かずのこ（塩蔵）	C	80	1.0
	貝，かに	あさり	C	260	5.7
		はまぐり	C	200	4.0
		かき	B	140	1.8
		あおやぎ	C	140	1.1
		かに（ずわい）	C	120	1.0
		ほたてがい	C	120	1.0
	魚介の干物	いわし（しらす干し）（微乾燥品）	C	80	3.3
		にしん（くんせい）	B	30	3.0
		いわし（しらす干し）（半乾燥品）	C	40	2.6
		いか（くんせい）	C	40	2.4
		いかなご（煮干し）	C	30	2.1
		うまづらはぎ（味付け開き干し）	C	30	1.8
		いわし（丸干し）（まいわし）	C	40	1.5

分類		食品名		1単位(g)	1単位中の食塩(g)
表3		さけ（くんせい）	B	40	1.5
		くさや（むろあじ）	C	30	1.2
	水産練製品	なると	B	100	2.0
		かまぼこ	B	80	2.0
		ささかまぼこ	C	80	1.9
		焼きちくわ	B	60	1.3
		はんぺん	B	80	1.2
		つみれ	B	80	1.1
		さつまあげ	B	60	1.1
	佃煮など	粒うに	B	40	3.4
		練りうに	A	40	2.8
		あさり（佃煮）	B	30	2.2
		あみ（佃煮）	A	30	2.1
		はぜ（佃煮）	B	30	1.7
	魚介味付缶詰	いか	C	60	1.1
		あさり	B	60	1.0
	肉の加工品	プレスハム	B	60	1.4
		ロースハム	B	40	1.0
		ショルダーベーコン	B	40	1.0
		焼き豚	B	40	1.0
調味料		オイスターソース		75	8.6
		ウスターソース		70	5.9
		みそ（淡色辛みそ）		40	5.0
		濃厚ソース		60	3.4
		みそ（甘みそ）		40	2.4
		トマトケチャップ		60	2.0
		カレールウ		15	1.6
		ハヤシルウ		15	1.6

（文部科学省科学技術学術審議会資源調査分科会編：日本食品標準成分表2015年版（七訂），2015により算出）

参考資料

カリウムがとくに多い食品

1. 腎臓の機能が低下すると，尿中へのカリウム排泄が不十分になって，高カリウム血症が起こりやすくなります（117頁のQ12参照）．高カリウム血症は，とくに心臓に障害をおよぼすので，予防しなければなりません．
腎症第3期で高カリウム血症がある場合は1日2000mg未満，腎症第4期の場合は1日1500mg未満にしましょう．
2. カリウムは野菜に多く含まれているので，カリウムの少ないものを選ぶことが必要です．
3. カリウムは水に溶けるので，「多めの水でゆでこぼす」，「あらかじめ水煮をしてから調理する」，「煮ものの汁はすてる」などの配慮も大切です．これによってカリウムの含有量を2/3から1/3程度に減らすことができます．具体的な方法については，管理栄養士の指導を受けましょう．
4. お茶やコーヒーなどの浸出液の中には，カリウムの多いものがあるので，主治医や管理栄養士とご相談ください．

カリウムがとくに多い食品

分類	食品名		1単位 (g)	1単位中のカリウム量 (mg)
表1	さといも	B	140	896
	ながいも	B	120	516
	日本かぼちゃ	B	160	640
	やつがしら	B	80	504
	れんこん	B	120	528
表2	さんぽうかん		200	560
	メロン		200	680

分類		食品名	1/3単位 (100g)中のカリウム量	常用量(g)と常用量中のカリウム量 (mg)
表6	野菜	あしたば	540	
		おかひじき	680	
		からしな	620	
		かんぴょう	1,800	5g： 90mg
		切干しだいこん	3,500	5g：160mg
		こまつな	500	

分類	食品名	1/3単位 (100g)中 のカリウム量	常用量(g)と 常用量中のカリウム量 (mg)
表6	しそ	500	
	すぐきな	680	
	たけのこ	520	
	つくし	640	
	にら	510	
	にんにく	510	1かけ7g： 37mg
	のびる	590	
	パセリ	1,000	
	葉とうがらし	650	10g： 65mg
	ひろしまな	550	
	ふだん草	1,200	
	ほうれん草	690	
	みつば	640	
	芽キャベツ	610	
	モロヘイヤ	530	
	よめな	800	
海藻	あおのり	2,500	小さじ1杯1g： 8mg
	あらめ	3,200	大さじ1杯5g：160mg
	いわのり	4,500	1枚10g：450mg
	こんぶ	6,100	5cm角1枚2g：122mg
	てんぐさ	3,100	3g： 93mg
	のり	3,100	1枚3g： 93mg
	ひじき	6,400	大さじ1杯5g：220mg
	わかめ(生)	730	カップ1杯30g：219mg
	わかめ(素干し)	5,200	3g：156mg
きのこ	きくらげ	1,000	5個3g： 30mg

(文部科学省科学技術学術審議会資源調査分科会編：日本食品標準成分表2015年版(七訂), 2015により算出)

参考資料

コレステロールが多い食品

1. コレステロール含有量が多い（1単位中100mg以上）食品を次表に示します．
2. 血中コレステロールが高い方は，コレステロールの多い食品を控え，1日のコレステロール摂取量を200mg以内に抑えるようにしましょう．

コレステロールが多い食品
（1単位あたり100mg以上）

※ 食品分類別1単位中に含まれるコレステロール含有量の多い順で掲載

分類		食品名		1単位(g)	1単位中の含有量(mg)
表3	魚介	いか（こういか）	C	120	252
		いか（するめいか）	C	100	250
		しらうお	C	100	220
		どじょう	C	100	210
		わかさぎ	C	100	210
		たらこ	C	60	210
		かじか	C	80	176
		うに	B	60	174
		しばえび	C	100	170
		あおやぎ	C	140	168
		すじこ	B	30	153
		たこ（生）	C	100	150
		ブラックタイガー	C	100	150
		くるまえび	C	80	136
		あまえび	C	100	130
		いかなご（こうなご）	B	60	120
		しゃこ（ゆで）	C	80	120
		さざえ	C	80	112
		あさり	C	260	104
	魚介の干物	さくらえび（素干し）	C	30	210
		かずのこ（乾）	C	20	200

分類		食品名		1単位(g)	1単位中の含有量(mg)
表3		いか（するめ）	C	20	196
		いわし（しらす干し）（微乾燥品）	C	80	192
		かずのこ（塩蔵）	C	80	184
		からすみ	B	20	172
		いわし（しらす干し）（半乾燥品）	C	40	156
		いかなご（煮干し）	C	30	153
		かずのこ（生）	B	40	148
		いか（くんせい）	C	40	112
		いわし（煮干し）	C	20	110
	佃煮など	粒うに	B	40	112
		練りうに	A	40	100
	魚介味付缶詰	いか	C	60	252
	肉	レバー：とりの肝臓	B	60	222
		すなぎも：とり	C	80	160
		レバー：豚の肝臓	C	60	150
		レバー：牛の肝臓	B	60	144
	卵	卵黄	A	20	280
		うずら卵	B	50	235
		卵どうふ	B	100	220
		鶏卵	B	50	210
表5	多脂性食品	あんこう（きも）	B	20	112

（文部科学省科学技術学術審議会資源調査分科会編：日本食品標準成分表2015年版（七訂），2015により算出）

参考資料

食物繊維が多い食品

1. 食物繊維は，食品交換表の 表1 （穀物，いも，豆），表2 （くだもの），表3 （大豆とその製品），表6 （野菜，海藻，きのこ）などの食品に含まれています．これらの食品のうち，1単位中食物繊維を2g以上含む食品を「食物繊維が多い食品」として次表に示します．
2. 食物繊維は1日に20〜25g摂取することが望ましいとされています．

食物繊維が多い食品
（1単位あたり2g以上）

※ 食品分類別1単位中に含まれる食物繊維含有量の多い順で掲載

分類	食品名		1単位(g)	1単位中の食物繊維(g)
表1	あずき（ゆで）	C	60	7.1
	グリンピース	C	90	6.9
	あずき（乾）	C	25	4.5
	日本かぼちゃ	B	160	4.5
	甘ぐり	B	40	3.4
	スイートコーン（缶詰）	B	100	3.3
	さといも	B	140	3.2
	西洋かぼちゃ	A	90	3.2
	ゆりね	B	60	3.2
	とうもろこし	B	90	2.7
	大麦（押し麦）	A	25	2.4
	れんこん	B	120	2.4
	やつがしら	B	80	2.2
	くり	A	50	2.1
表2	ラズベリー		200	9.4
	レモン		150	7.4
	ブルーベリー		150	5.0
	きんかん		100	4.6
	スターフルーツ		250	4.5
	パパイア		200	4.4
	キウイフルーツ		150	3.8
	いちご		250	3.5
	ネクタリン		200	3.4

分類	食品名		1単位 (g)	1単位中の食物繊維 (g)
表2	びわ		200	3.2
	プラム (すもも)		200	3.2
	はっさく		200	3.0
	いちじく		150	2.9
	プルーン		150	2.9
	ようなし		150	2.9
	もも		200	2.6
	なつみかん		200	2.4
	かき		150	2.4
	パイナップル		150	2.3
	りんご		150	2.1
	ぽんかん		200	2.0
	マンゴー		150	2.0
表3	おから (新製法)	A	80	9.2
	大豆水煮缶詰	B	60	4.1
	きなこ (全粒大豆)	B	20	3.6
	大豆 (乾) (国産)	B	20	3.6
	えだ豆 (ゆで)	B	60	2.8
	納豆 (糸引き納豆)	B	40	2.7
	ゆで大豆 (国産)	A	40	2.6
表5	アボカド	A	40	2.1
表6	野菜の食物繊維含有量は100gにつき2〜4g程度のものが多く, 野菜1単位 (いろいろとりあわせて300g) の食物繊維含有量は6〜12g程度と考えてよいでしょう. 海藻やきのこにも食物繊維が多く含まれています.			

(文部科学省科学技術学術審議会資源調査分科会編:日本食品標準成分表2015年版(七訂), 2015により算出)

- 表2 のくだものは, 食物繊維を含みますが果糖などの糖分が多いので, 1日1単位程度とします.
- 表3 の大豆, 納豆, おからも食物繊維をたくさん含みます.
- 表6 の野菜は1日350gを目安に食べましょう.

1日の指示単位とたんぱく質摂取量の目安一覧

　腎症第3期では，1日のエネルギー摂取量は標準体重1kgあたり25～30キロカロリー，たんぱく質摂取量は標準体重1kgあたり0.8～1.0gが基準とされています．以下の表に，1日18～25単位の指示単位で，標準体重1kgあたりのたんぱく質量が1.0g，0.9g，0.8g相当となる1日のたんぱく質摂取量の目安を5g刻みで示しました．

1日のエネルギー摂取量が25～26キロカロリー/kg標準体重の場合の1日のたんぱく質摂取量の目安（例）

1日の指示単位	1日のたんぱく質摂取量 標準体重1kgあたりのたんぱく質量		
	1.0gの場合	0.9gの場合	0.8gの場合
15単位（1200キロカロリー）	45g	40g	35g
18単位（1440キロカロリー）	55g	50g	45g
20単位（1600キロカロリー）	60g	55g	50g
23単位（1840キロカロリー）	70g	65g	55g

1日のエネルギー摂取量が27～28キロカロリー/kg標準体重の場合の1日のたんぱく質摂取量の目安（例）

1日の指示単位	1日のたんぱく質摂取量 標準体重1kgあたりのたんぱく質量		
	1.0gの場合	0.9gの場合	0.8gの場合
18単位（1440キロカロリー）	50g	45g	40g
20単位（1600キロカロリー）	55g	50g	45g
23単位（1840キロカロリー）	65g	60g	55g
25単位（2000キロカロリー）	70g	65g	60g

1日のエネルギー摂取量が29〜30キロカロリー/kg標準体重の場合の1日のたんぱく質摂取量の目安（例）

1日の指示単位	1日のたんぱく質摂取量 標準体重1kgあたりのたんぱく質量		
	1.0gの場合	0.9gの場合	0.8gの場合
18単位（1440キロカロリー）	50g	45g	40g
20単位（1600キロカロリー）	55g	50g	45g
23単位（1840キロカロリー）	60g	55g	50g
25単位（2000キロカロリー）	65g	60g	55g

十分なエネルギー摂取が必要な場合

1日のエネルギー摂取量が31〜35キロカロリー/kg標準体重の場合の1日のたんぱく質摂取量の目安（例）

1日の指示単位	1日のたんぱく質摂取量 標準体重1kgあたりのたんぱく質量		
	1.0gの場合	0.9gの場合	0.8gの場合
20単位（1600キロカロリー）	45g	40g	35g
23単位（1840キロカロリー）	55g	45g	40g
25単位（2000キロカロリー）	55g	50g	45g
27単位（2160キロカロリー）	60g	55g	50g

身長・体重別の1日のたんぱく質摂取量と指示エネルギー量一覧

この表では，身長・体重から1日のたんぱく質摂取量と指示エネルギー量がわかります．中央の身長・体重から，左をみるとたんぱく質摂取量が，右をみると指示エネルギー量が示されています．

- 1日のたんぱく質摂取量の欄には，5g刻みのたんぱく質量の目安も示し，同じたんぱく質量の欄を色分けしました．
- 1日の指示エネルギー量の欄には，110〜111頁で出てくる15, 18, 20, 23, 25, 27単位も目安として示し，その欄を色分けしています．
実際の食事療法においては，この目安の数値を用いるとよいでしょう．

1日のたんぱく質摂取量(g) 標準体重1kgあたりのたんぱく質量				身長	標準体重	1日の指示エネルギー量（キロカロリー） 標準体重1kgあたりのエネルギー量			
0.8g	0.9g	1.0g				26キロカロリー	28キロカロリー	30キロカロリー	35キロカロリー
34.5	38.8	43.1		140 cm	43.1 kg	1121	1207 (15単位)	1294	1509
35.0	39.4	43.7		141 cm	43.7 kg	1137	1225	1312	1531
35.5 (35g)	39.9	44.4		142 cm	44.4 kg	1153	1242	1331	1553
36.0	40.5 (40g)	45.0 (45g)		143 cm	45.0 kg	1170	1260	1350	1575 (20単位)
36.5	41.1	45.6		144 cm	45.6 kg	1186	1277	1369	1597
37.0	41.6	46.3		145 cm	46.3 kg	1203 (15単位)	1295	1388	1619
37.5	42.2	46.9		146 cm	46.9 kg	1219	1313	1407	1641
38.0	42.8	47.5		147 cm	47.5 kg	1236	1331	1426 (18単位)	1664
38.6	43.4	48.2		148 cm	48.2 kg	1253	1349	1446	1687
39.1	44.0	48.8		149 cm	48.8 kg	1270	1368	1465	1709
39.6 (40g)	44.6 (45g)	49.5 (50g)		150 cm	49.5 kg	1287	1386	1485	1733
40.1	45.1	50.2		151 cm	50.2 kg	1304	1405	1505	1756
40.7	45.7	50.8		152 cm	50.8 kg	1322	1423	1525	1779
41.2	46.3	51.5		153 cm	51.5 kg	1339	1442 (18単位)	1545	1802
41.7	47.0	52.2		154 cm	52.2 kg	1357	1461	1565	1826 (23単位)
42.3	47.6	52.9		155 cm	52.9 kg	1374	1480	1586 (20単位)	1850
42.8	48.2	53.5		156 cm	53.5 kg	1392	1499	1606	1874
43.4	48.8	54.2		157 cm	54.2 kg	1410	1518	1627	1898
43.9	49.4 (50g)	54.9 (55g)		158 cm	54.9 kg	1428 (18単位)	1538	1648	1922
44.5	50.1	55.6		159 cm	55.6 kg	1446	1557	1669	1947
45.1 (45g)	50.7	56.3		160 cm	56.3 kg	1464	1577	1690	1971
45.6	51.3	57.0		161 cm	57.0 kg	1483	1597 (20単位)	1711	1996 (25単位)
46.2	52.0	57.7		162 cm	57.7 kg	1501	1617	1732	2021
46.8	52.6	58.5		163 cm	58.5 kg	1520	1637	1754	2046
47.3	53.3	59.2		164 cm	59.2 kg	1538	1657	1775	2071
47.9	53.9	59.9 (60g)		165 cm	59.9 kg	1557	1677	1797	2096
48.5	54.6 (55g)	60.6		166 cm	60.6 kg	1576	1697	1819	2122
49.1	55.2	61.4		167 cm	61.4 kg	1595 (20単位)	1718	1841 (23単位)	2147 (27単位)
49.7 (50g)	55.9	62.1		168 cm	62.1 kg	1614	1739	1863	2173
50.3	56.6	62.8		169 cm	62.8 kg	1634	1759	1885	2199
50.9	57.2	63.6		170 cm	63.6 kg	1653	1780	1907	2225
51.5	57.9	64.3		171 cm	64.3 kg	1673	1801	1930	2252
52.1	58.6	65.1 (65g)		172 cm	65.1 kg	1692	1822 (23単位)	1953	2278
52.7	59.3	65.8		173 cm	65.8 kg	1712	1844	1975	2305
53.3	59.9 (60g)	66.6		174 cm	66.6 kg	1732	1865	1998 (25単位)	2331
53.9	60.6	67.4		175 cm	67.4 kg	1752	1887	2021	2358
54.5 (55g)	61.3	68.1		176 cm	68.1 kg	1772	1908	2044	2385
55.1	62.0	68.9		177 cm	68.9 kg	1792	1930	2068	2412
55.8	62.7	69.7 (70g)		178 cm	69.7 kg	1812	1952	2091	2440
56.4	63.4	70.5		179 cm	70.5 kg	1833 (23単位)	1974	2115	2467
57.0	64.2	71.3		180 cm	71.3 kg	1853	1996 (25単位)	2138	2495
57.7	64.9 (65g)	72.1		181 cm	72.1 kg	1874	2018	2162 (27単位)	2523
58.3	65.6	72.9		182 cm	72.9 kg	1895	2040	2186	2551
58.9 (60g)	66.3	73.7 (75g)		183 cm	73.7 kg	1916	2063	2210	2579
59.6	67.0	74.5		184 cm	74.5 kg	1937	2086	2234	2607
60.2	67.8 (70g)	75.3		185 cm	75.3 kg	1958 (25単位)	2108	2259	2635

糖尿病腎症の食品交換表Q&A
よくある質問とその答え

Q1 基本
「糖尿病腎症の食品交換表」が第3版に改訂された目的は何でしょうか？

2013年に「糖尿病食事療法のための食品交換表」（「食品交換表」）が第7版に改訂され，掲載されている食品また食品分類表（1単位あたりに含まれる栄養素の含有量）も変更になりました．また2014年に腎症の病期分類が変更になり食事療法を含めた生活指導基準が変更になりました．さらにこれまでの「糖尿病腎症の食品交換表」第2版は腎症第3期，第4期の患者さんをまとめて対象にしていたため「食品交換表」に基づく栄養指導とは大きな変化が生じ移行が難しいという意見がありました．以上の理由により「食品交換表」第7版に準拠し，移行しやすく使いやすい内容に改訂を行いました．

Q2 基本
今回の改訂で1単位あたりの平均栄養素含有量はなぜ変更になったのでしょうか？

2013年に改訂された「糖尿病食事療法のための食品交換表」（「食品交換表」）第7版では，近年10年間の国民健康・栄養調査から得られた食品の摂取頻度を勘案して，表1〜表6の1単位あたりの平均栄養素含有量を変更し，それまで表記のなかった調味料の1単位あたりの平均栄養素含有量も明記しました．本書においても，「食品交換表」を踏襲して，表2，表4，表6，調味料の1単位あたりの平均栄養素含有量を変更もしくは新設しています（11頁参照）．

表1と表3については，第2版では，たんぱく質の過剰摂取をおさえるため，各細区分の食品のたんぱく質含有量の最高値を代表値として採用し，細区分のなかで食品を交換してもたんぱく質摂取量が指示量を超えないようにしていたのに対し，本書第3版では腎症第2期から第3期への治療移行が容易となるように，「食品交換表」の算定基準を踏襲して，近年10年間の国民健康・栄養調査から得られた食品の摂取頻度を勘案して各細区分の1単位あたりの栄養素含有量の平均値を算出し，各細区分の代表値としました．摂取する頻度を考慮した加重平均とすることで，たんぱく質制限を行いながらも炭水化物，脂質の平均的な摂取量とバランスを保つことが可能となります．

また表1については1日の指示単位数が大きいため，0.5g刻みの表記を採用し誤差を少なくしました．表5については，この改訂でA区分とB区分に分かれましたので，それぞれ掲載されている食品の摂取頻度を考慮した1単位あたりの栄養素含有量の平均値を新たに算出しました．

Q3 基本

今回の「糖尿病腎症の食品交換表」第3版が主に腎症第3期の患者さんを対象にしているのはなぜでしょうか？

2014〜15年にかけて腎症の病期分類と治療指針が改訂されたことに対応しました．
まず腎症第2期の治療として1日のたんぱく質摂取量の制限がなくなりました．今後第2期の食事療法は第1期と同様に「糖尿病食事療法のための食品交換表」第7版を用いて行い，エネルギーと食塩の摂取量を適正に管理し，良好な血糖コントロールと血圧管理を維持します．

第3期は分類が変更されました．新しい分類では第3期として従来分かれていた第3A期と第3B期が統合され，300mg/gクレアチニン以上のアルブミン尿があり，かつ推算糸球体濾過量（eGFR：ml/分/$1.73m^2$）30以上を満たすより広範な病状を指し，腎不全への悪化を防ぐために治療を強化する段階を示すように改められました．治療指針では，第3期の患者さんの腎機能低下を遅らせるには，1日のたんぱく質摂取量が標準体重1kgあたり0.8〜1.0gの緩やかなたんぱく質制限を含めた食事療法が有用であることを示しています．このため本書は第2期から第3期への悪化がみられた患者さんを対象とし，たんぱく質制限に有効な食品交換の工夫を示しました（32頁参照）．

また第4期はeGFR 30未満の腎不全を示すように分類が変更されました．腎不全では高窒素血症悪化の防止のために，1日のたんぱく質摂取量が標準体重1kgあたり0.8gを下回るより厳格なたんぱく質制限を施行する必要が高まる一方で，尿毒症症状による栄養障害も生じやすくなります．腎不全の治療の一環として腎臓専門医の指導のもとに個々の病態に応じた栄養管理を行うことから，「糖尿病腎症の食品交換表」の応用では対応が困難となります．

Q4 基本

今回の改訂で 表3 , 表5 の細区分の仕方がどのように変更になったのでしょうか？

「糖尿病腎症の食品交換表」第3版では， 表3 ， 表5 の細区分の仕方が変更されています．第2版では 表3 はA・B・C・Dの4区分に分かれていたのですが，第3版ではC区分とD区分を統合し，新しいC区分としました．従来D区分に分類されていた食品は高たんぱく質な食品ですが，食べる頻度と量に配慮すれば腎症第3期の患者さんの献立に取り入れてバラエティ豊かな食事に役立てることが可能です．ただし厳格なたんぱく質制限を必要とする患者さんでは，C区分の食品摂取を控え，A区分とB区分の食品を主体に選択する必要があります． 表5 については，多脂性食品の中にたんぱく質を多く含む食品があり主菜の一部に用いられることがあるため，それらをB区分として分けて，たんぱく質をあまり含まない油脂などをA区分に分類しました．

Q5 基本
Ⓐ・Ⓑ・Ⓒの細区分の間で交換してはいけないのでしょうか？

　違う表の食品とは交換しないというのは「糖尿病食事療法のための食品交換表」と変わらない原則です．しかし「糖尿病腎症の食品交換表」では，たんぱく質制限の観点から，同じ表の同じ区分の食品と交換できて，違う区分の食品と交換する場合は注意が必要となるという原則が加わります．同じ表のⒷ区分の食品からⒶ区分の食品，Ⓒ区分の食品からⒶ区分の食品への交換は，たんぱく質の摂取量が減るので可能ですが，Ⓐ区分の食品からⒷ区分の食品，Ⓑ区分の食品からⒸ区分の食品への交換は，たんぱく質の摂取量が多くなるので望ましくありません．13頁の図もご覧下さい．Ⓒ区分の食品を摂取する場合は，Q6〜8の回答で示すような工夫が必要になります．

Q6 表1
表1のⒸ区分の食品を食べるときの留意点はあるのでしょうか？

　表1のⒸ区分の食品を食べるには，以下のような工夫が必要となります．表1のⒸ区分の食品は，Ⓐ区分の食品と比べて，平均して1単位あたりのたんぱく質含有量が3.5g多く，表1のⒶ区分やⒷ区分に割り当てられた指示単位数をそのまま表1のⒸ区分の食品に置き換えてしまうと，たんぱく質制限を守れないことになります．表1のⒸ区分の食品を食べる場合は，治療用特殊食品の低たんぱく質ごはんや低たんぱく質パンを利用したり，表1のⒷ区分の単位配分をすべて表1のⒶ区分の食品に変更したりすることでたんぱく質制限を強化するなどの工夫が必要となります．

Q7 表3
表3のⒸ区分の食品を食べるときの留意点はあるのでしょうか？

　表3のⒸ区分の食品を食べるには，以下のような工夫が必要となります．表3のⒸ区分の食品は，Ⓐ区分の食品と比べて，平均して1単位あたり10gもたんぱく質含有量が多く，表3のⒶ区分に割り当てられた指示単位数をそのまま表3のⒸ区分の食品に置き換えてしまうと，たんぱく質制限を守れないことになります．例えば，表3のⒶ区分に指示された0.5単位を，Ⓐ区分の食品であるさんまの代わりにⒸ区分の食品であるたいに置き換えてしまうと，約5gのたんぱく質が過剰になります．ただ，表3のⒸ区分の食品には祝い事で食べるような食材が多く，完全に避けることは難しいでしょう．表3のⒸ区分の食品を食べる場合は，その日の表1の1食は治療用特殊食品の低たんぱく質ごはんや低たんぱく質パンを利用して，5g程度たんぱく質を制限する．翌日から表3はⒶ区分の食品を中心に摂取してたんぱく質制限を強化するなどの工夫が必要になります．

Q8 表5

表5 のB区分の食品を食べるときの留意点はあるのでしょうか？

　表5 のB区分の食品を食べるには，以下のような工夫が必要となります．牛ばら肉，ベーコン，ピーナッツなどといった 表5 のB区分の食品は，平均して1単位あたりにたんぱく質を3g含んでいます．そのため，たんぱく質をほとんど含まない 表5 のA区分の食品のかわりに 表5 のB区分の食品を用いると，たんぱく質のとりすぎになってしまいます．従って，表5 のB区分の食品を食べる場合は，表1 の単位配分に治療用特殊食品の低たんぱく質ごはんや低たんぱく質パンを利用したり，表1 のB区分の単位配分を 表1 のA区分の食品に変更したりすることでたんぱく質制限を強化するなどの工夫が必要となります．

Q9 治療用特殊食品（主食となるもの）

治療用特殊食品（主食となるもの）を使用する利点はなんでしょうか？

　腎症の食事療法では，たんぱく質を制限するために，たんぱく質含有量が多い 表3 の食品を減らして，表1 や 表5 の食品でエネルギーを確保することになります．表3 の食品ほどではないにせよ，この 表1 の食品にもたんぱく質が含まれているため，ごはんやパンなどの 表1 の食品を低たんぱく質ごはんや低たんぱく質パンなどの治療用特殊食品（主食となるもの）（43頁参照）に切り替えることで，表1 からのたんぱく質の摂取量を減らすことができます．

◎治療用特殊食品（主食となるもの）を使用するメリット
・単位配分の大きい 表1 から摂取するたんぱく質量を減らすことができる
・表3 の単位配分を増やすことができる
・表5 の単位配分を減らし，脂っこい料理を控えることができる

◎治療用特殊食品（主食となるもの）を使用するデメリット
・風味が通常のごはんやめんと異なるものがある
・食材の入手や調理の手間が増える
・費用がかかる

　なお，16頁のコラム内の主食をもう1食分治療用特殊食品を利用し副食を変更しない場合には，表1 からのたんぱく質はさらに6g（表1 のA区分から切り替え時）または10g（表1 のB区分から切り替え時）減少し，1日のたんぱく質の摂取量は約44gまたは約40g（標準体重1kgあたりのたんぱく質量0.7gまたは0.6g相当）となります．一般に，より厳格なたんぱく質制限を指示された腎症の食事療法においては治療用特殊食品（主食となるもの）の利用頻度が高くなります．

Q10 基本
肥満の有無によって指示されるエネルギー摂取量やたんぱく質摂取量は変わりますか？

　腎症においても摂取エネルギー量の適正化という食事療法の基本は変わりません．肥満の是正は糖代謝のみならず脂質代謝や血圧にも良い影響を与えます．肥満の程度に応じて，標準体重1kgあたり25～30キロカロリーの範囲でエネルギー摂取量が指示されます．

　やせている人も腎症の進行を抑制するためにはたんぱく質摂取量の制限が必要です．腎機能や尿蛋白量などを考慮して，標準体重1kgあたり0.8～1.0gの範囲でたんぱく質摂取量が指示されます．摂取エネルギー量が不足しないように注意します．

　背が低くて太っている人，背が高くてやせている人の場合には，1日の指示単位とたんぱく質摂取量の適切な組み合わせが110～111頁の表にない場合があります．主治医や管理栄養士に相談しましょう（112頁の表も参照しましょう）．

Q11 基本
たんぱく質制限をすることで，筋肉にはどのような影響があるでしょうか？

　腎機能が低下した糖尿病患者さん，とくに高齢の患者さんでは，体のなかの蛋白質が不足して筋肉の量が減少する「サルコペニア」が起こることがあります．食事中のたんぱく質量を制限することによって腎機能の低下を抑えることができるのですが，筋肉量の減少が進む可能性があります．たんぱく質制限とあわせて炭水化物や脂肪からのエネルギー摂取を増やすのは，体の蛋白質の分解を防ぐことが目的です．たんぱく質制限を行う場合には，患者さんの筋肉の量や筋力が維持されているか注意しましょう．

Q12 基本
カリウム制限はなぜ必要なのでしょうか？

　血液のカリウム濃度は，心臓や骨格の筋肉の活動のために一定の範囲内に維持されている必要があります．腎機能が低下した状態では尿からのカリウム排泄が減少するため，血液のカリウム濃度が上昇する高カリウム血症を生じやすくなります．高カリウム血症は命に関わる不整脈などを引き起こし，高度な場合には心停止する恐れがあります．高カリウム血症がみられる患者さんでは，食事から摂取するカリウム量を制限し高カリウム血症の悪化を防ぎます．

　摂取単位数が最も多い 表1 の食品では，ごはんやパンよりもいもや豆にカリウムが多く含まれています．カリウム制限が指示されている場合には，いもや豆にかたよった食品選択を避けます（43頁参照）． 表2 の食品にもカリウムが多く含まれますが，1日1単位の指示単位を守れば，極端なカリウムのとりすぎにはなりません（51頁参照）．

Q13 基本
リン制限はどのような時に必要でしょうか？

　リンは生体膜や遺伝情報の成分となる必須のミネラルで，また，エネルギー代謝，骨格筋や血管内皮の収縮，骨形成にも不可欠です．リンの代謝調節には腎臓が重要な役割を果たしていますが，腎機能が低下するとリンを保持する傾向となり，心血管疾患に悪影響をもたらします．血清リンの上昇は，通常，推算糸球体濾過量（eGFR：ml/分/1.73m^2）が45未満になると観察されるようになりますが，腎症のどの段階からどの程度リン制限をすればよいか科学的根拠は十分ではありません．リン酸塩が食品添加物として加工食品に広く使われていること，過剰摂取により腎機能の低下をきたすことから，たんぱく質を制限するとともに，高リン血症を認めた場合はリンの含有量が多い食品を避けるようにしましょう．

Q14 調味料
調味料 の単位配分が0.8単位なのはなぜでしょうか？

　「糖尿病腎症の食品交換表」第2版の単位配分例では 調味料 を0.8単位としていました．第3版もそれを踏襲し，0.8単位としています．「糖尿病食事療法のための食品交換表」第7版を利用されていた患者さんは引き続き同じ単位分の 調味料 を使用します．

Q15 調味料
人工甘味料やノンオイルドレッシングを使っても大丈夫でしょうか？

　人工甘味料やノンオイルドレッシングを日常生活に上手に取り入れてもらうことはよいでしょう．ただし，人工甘味料はとりすぎると下痢を引き起こしたり，日常的にとりすぎると甘いものへの欲求が高まったりします．また，ノンオイルドレッシングには食塩が含まれていますので，使用量には注意しましょう．エネルギー調整のために油脂を使用する必要がある場合には，食塩の少ない通常のドレッシングを上手に活用しましょう．

Q16 し好食品
ビールや焼酎を飲んでも大丈夫でしょうか？

　アルコールの過剰摂取は肝臓疾患の悪化，慢性膵炎のリスク増加，糖尿病神経障害の悪化など糖尿病患者の健康に支障をきたします．また少量のアルコール摂取でも低血糖を感じにくくさせたり，低血糖時に血糖を上げるのを妨げます．さらに食欲を増加させることで食事療法が守られない契機となります．そのため主治医は患者さんの病状に応じて禁酒を指示することがあります．アルコール飲料については必ず主治医と

相談し，その指示を守りましょう（98頁参照）．

Q17 基本
惣菜の入ったパックの裏面などに栄養成分表示がありますが，その見方を教えてもらえないでしょうか？

　食品の名称，内容量，原材料，賞味期限，保存方法，製造者と並んで栄養成分が表示されています．一般に栄養成分では1食分のエネルギー量（キロカロリー），炭水化物（g），たんぱく質（g），脂質（g），ナトリウム（mg）または食塩相当量（g）などを表示します．ナトリウム（mg）は，次の計算式により食塩相当量に換算できます．

$$\text{ナトリウム(mg)} \times 2.54 \div 1000 = \text{食塩相当量(g)}$$

簡単な覚え方➡　ナトリウム400mg≒食塩1g

Q18 基本
水分は多くとっても大丈夫でしょうか？

　腎症第3期や第4期では，蛋白尿や低アルブミン血症，腎機能低下を合併しています．水分や食塩の過剰摂取により，足の浮腫（むくみ），肺うっ血や胸水貯留，体重増加などをきたすことがあります．また，これらの治療として利尿薬を使用していることもあり，脱水にも注意が必要です．患者さんの病状に応じて水分・食塩摂取量を決めて守ることが大切となります．主治医とよく相談のうえ，日々自分の体重や足のむくみなどに注意し，水分や食塩摂取量の指示を守り，適切な体重維持につとめましょう．

Q19 治療用特殊食品（エネルギー調整食品）
治療用特殊食品（エネルギー調整食品）はどのような目的で使われるのでしょうか？

　腎症の食事療法では，たんぱく質を制限するために，たんぱく質含有量が多い表3の食品を減らして，表1や表5の食品でエネルギーを確保することになります．しかし，どうしても表1や表5に配分されている単位分の食事量が食べきれず，表1や表5の食品でエネルギーが確保できない場合に，治療用特殊食品（エネルギー調整食品）（98頁参照）を使用します．治療用特殊食品（エネルギー調整食品）はある程度のエネルギー量を有するもののたんぱく質はあまり含みませんので，たんぱく質摂取量の増加を少なくとどめながら，エネルギー摂取量を増やすことができます．ただし，とりすぎはエネルギーの過剰につながりますし，98頁に記載しているようにさまざまな種類がありますので，使用する場合には管理栄養士に相談しましょう．

あ〜い

あ

項目	参照	ページ
アーモンド	表5	78,81
あいがも(皮付き)	表3A	66
アイスクリーム	**し好食品**	**99**
あいなめ	表3C	58
青じそ(しそと同じ)	表6	86
あおのり	表6	90,105
あおやぎ(別名:ばかがい)	表3C	60,102,106
あかいか(いかと同じ)	表3C	60
あかうお(あこうだいと同じ)	表3C	58
あかがい	表3C	60
あかがれい(かれいと同じ)	表3C	58
赤じそ(しそと同じ)	表6	86
あげはん(別名:さつまあげ)	表3B	63
あご(とびうおと同じ)	表3C	58
あこうだい	表3C	58
あさうり(しろうりと同じ)	表6	88
あさつき	表6	86
あさり	表3C	60,102,106
あさり(味付缶詰)	表3B	63,103
あさり(佃煮)	表3B	63,103
あさり(水煮缶詰)	表3C	63
あじ	表3B	56
あじ(開き干し)	表3B	61,70
あしたば	表6	86,104
あずき(乾)	表1C	42,108
あずき(ゆで)	表1C	42
アスパラガス(グリーン)	表6	86
アスパラガス(ホワイト)	表6	88
あつあげ(別名:生あげ)	表3B	64
アップルパイ	し好食品	99
あなご	表3B	56
あぶらあげ	表3A	64,69
あぶら身(牛)	表5A	78
あぶら身(豚)	表5A	78
あぶら身(まぐろ)	表3B	57
アボカド	表5	79,80,109
あまえび	表3C	60,106
甘ぐり	表1B	42,108
あまご(養殖)	表3C	58
甘酒	し好食品	101
あまだい	表3C	58
甘納豆	し好食品	99
あまなつみかん(なつみかんと同じ)	表2	50
あまのり(のりと同じ)	表6	90
甘みそ	調味料	94,103
あみ(佃煮)	表3A	62,103
アメリカンチェリー	表2	51
あゆ	表3C	58
あゆ(養殖)	表3B	56
新巻き	表3B	57
あらめ	表6	90,105
あられ	し好食品	99
アルコール飲料	**し好食品**	**101**
あわび	表3C	60
あんこう	表3C	57
あんこう(きも)	表5	79,107
あんず(缶詰)	し好食品	99
あんず(ジャム)	し好食品	99
あんパン	し好食品	99
あんまん	し好食品	99

い

項目	参照	ページ
いいだこ(たこと同じ)	表3C	61
いか	表3C	60,106
いか(味付缶詰)	表3C	63,103,107
いか, たこ, えび, かに	**表3**	**60**
いか:くんせい	表3C	62,102,107
いか:するめ	表3C	62,107
いかなご(別名:こうなご)	表3B	56,106
いかなご(佃煮・あめ煮)	表3B	63
いかなご(煮干し)	表3C	62,102,107
イクラ(すじこと同じ)	表3B	57
いさき	表3B	56
いしがれい(かれいと同じ)	表3C	58
いしだい	表3B	56
いしもち(別名:ぐち)	表3C	57
いせえび	表3C	61
いちご	表2	50,52,108

い～お

項目	ページ
いちご(ジャム) し好食品	99
いちじく 表2	51,109
いちょういも(やまのいもと同じ) 表1B	42
糸こんにゃく(こんにゃくと同じ) 表6	90
糸ねぎ(あさつきと同じ) 表6	86
いとより 表3C	58
いのしし 表3A	66
いのぶた(いのししと同じ) 表3A	66
いぼだい 表3B	56
今川焼き し好食品	99
いも 表1	**42**
芋がら(ずいきと同じ) 表6	88
いよかん 表2	50
いりこ(いわしの煮干しと同じ) 表3C	62
いわし(味付缶詰) 表3B	63
いわし(油漬缶詰) 表3A	63
いわし(うるめいわし) 表3C	59
いわし(まいわし) 表3B	57,70
いわし(水煮缶詰) 表3B	63
いわし:しらす干し(半乾燥品) 表3C	61,102,107
いわし:しらす干し(微乾燥品) 表3C	61,102,107
いわし:田作り 表3C	62
いわし:生干し 表3B	61
いわし:煮干し 表3C	62,107
いわし:丸干し(まいわし) 表3C	62,103
いわし:みりん干し(まいわし) 表3B	61
いわし:めざし 表3A	61
いわしのかばやき(味付缶詰) 表3A	63
いわな(養殖) 表3C	58
いわのり 表6	90,105
いんげん豆(乾) 表1C	42
いんげん豆(ゆで) 表1C	42
インドまぐろ(みなみまぐろと同じ) 表3C	59

う

項目	ページ
ウイスキー し好食品	101
ウインナー(ソーセージと同じ) 表3A	66,69
うぐいす豆(煮豆) し好食品	99
うしのした(したびらめと同じ) 表3C	58
うすくちしょうゆ 調味料	95
ウスターソース 調味料	94,103
うずら卵 表3B	65,107
うずら豆(煮豆) し好食品	99
うど 表6	88
うどん(生) 表1A	40
うどん(干し) 表1A	40,44
うどん(ゆで) 表1B	40,46
うなぎのかばやき 表3B	57,70
うなぎのしらやき 表3A	56
うに 表3B	60,106
うばがい(ほっきがいと同じ) 表3B	60
うま 表3C	67
うまづらはぎ 表3C	57
うまづらはぎ(味付け開き干し) 表3C	62,102
うめ酒 し好食品	101
うんしゅうみかん(みかんと同じ) 表2	50

え

項目	ページ
えい 表3C	57
えぞねぎ(あさつきと同じ) 表6	86
えだ豆(ゆで) 表3B	64,71,109
エダムチーズ 表3A	65
えのきだけ 表6	90
エリンギ 表6	90
エンダイブ 表6	86
えんどう豆(乾) 表1C	42
えんどう豆(ゆで) 表1C	42

お

項目	ページ
オイスターソース 調味料	94,103
オイルサーディン(いわしの油漬缶詰と同じ) 表3A	63
桜桃(さくらんぼと同じ) 表2	51
おおさかしろな 表6	86
オートミール(干し) 表1B	41,45
大麦(押し麦) 表1A	40,108
おかき し好食品	99
おかひじき 表6	86,104
おから 表3A	64,69,109
おくら 表6	86

お～き

項目	参照	ページ
おこわ(赤飯と同じ)	表1A	40
押し麦	表1A	40,108
おたふく豆(煮豆)	し好食品	99
オレンジゼリー	し好食品	100

か

項目	参照	ページ
貝	**表3**	**60**
海藻, きのこ, こんにゃく	**表6**	**90**
貝柱(たいらがい)	表3C	60
貝柱(ほたてがい)	表3C	60
かき(柿)	表2	51,53,109
かき(牡蠣)	表3B	60,70,102
かき(油漬缶詰)	表3A	63
加工乳(低脂肪)	表4	76
加工乳(濃厚)	表4	76
かじか	表3C	58,106
かじき	表3C	59
菓子パン	**し好食品**	**99**
カシューナッツ	表5B	78
菓子類	**し好食品**	**99,100**
カスタードプディング	し好食品	100
カステラ	し好食品	100
かずのこ(塩蔵)	表3C	62,102,107
かずのこ(乾)	表3C	62,106
かずのこ(生)	表3B	61,107
かすべ(えいと同じ)	表3C	57
かたくり粉	表1A	40
かたロース(和牛)	表5B	79
かつお	表3B	57,70
かつお(味付缶詰)	表3B	63
かつお(油漬缶詰)	表3A	63
かつお(削り節佃煮)	表3A	62
かつお(春獲り)	表3C	58
かつお:なまり	表3C	62
かつお:なまりぶし	表3C	62
かつおぶし	表3C	62
カテージチーズ	表3B	65
かに	表3C	60,102
かに(水煮缶詰)	表3C	63
かに風味かまぼこ(かまぼこと同じ)	表3B	62
かぶ	表6	88,89
かぶ葉	表6	86
カペリン(ししゃも(生干し)と同じ)	表3B	61
かます	表3B	56
かまぼこ	表3B	63,103
カマンベールチーズ	表3A	65
かも	表3C	67
かゆ(五分がゆ)	表1A	40
かゆ(全がゆ)	表1A	40
からしな	表6	86,104
からすみ	表3B	61,107
カラフトます(ますと同じ)	表3C	59
辛みそ	調味料	94
カリウムがとくに多い食品	**参考資料**	**104,105**
カリフラワー	表6	88
かりんとう(芋)	し好食品	100
かりんとう(白, 黒)	し好食品	100
かれい	表3C	58,73
かれい(干し)	表3C	62
カレールウ	調味料	94,96,103
かわはぎ(うまずらはぎと同じ)	表3C	57
乾燥いも	表1A	42
寒天	表6	90
かんぱち	表3C	59
乾パン	表1A	40
かんぴょう	表6	88,104
がんもどき	表3B	64

き

項目	参照	ページ
キウイ(キウイフルーツと同じ)	表2	51,52,108
キウイフルーツ	表2	51,52,108
きく	表6	88
きくらげ	表6	90,105
きす	表3C	57
きなこ	表3B	64,71,109
きぬさや(さやえんどうと同じ)	表6	86
きのこ	**表6**	**90**
きはだまぐろ	表3C	59
キャベツ	表6	88,89
キャラメル	し好食品	100

き～こ

項目	表	ページ
キャンディ（あめ）	し好食品	100
牛脂（ヘット）	表5A	78
牛すじ	表3C	67
牛タン	表5B	79
牛肉：かた	表3B	66
牛肉：かたロース	表3A	66,69
牛肉：サーロイン	表3A	66
牛肉：そともも	表3B	66
牛肉：ひき肉	表3A	66
牛肉：ヒレ	表3B	66
牛肉：ヒレ（輸入牛肉）	表3C	67
牛肉：もも	表3B	66,72
牛肉：ランプ	表3B	66
牛肉味付缶詰	表3B	66
牛肉大和煮缶詰（牛肉味付缶詰と同じ）	表3B	66
牛乳と乳製品（チーズを除く）	**表4**	**76**
牛ばら肉（カルビ）	表5B	79,81
きゅうり	表6	88,89
ギョウザの皮	表1B	41
きょうな	表6	86
魚介	**表3**	**56～63**
魚介缶詰	**表3**	**63**
魚介の干物	**表3**	**61,62**
魚肉ソーセージ	表3A	62
魚肉ハム	表3A	62
巨峰	表2	51
切干しだいこん	表6	88,104
きんかん	表2	50,108
キングクリップ	表3C	57
キングサーモン	表3B	57
キンサイ	表6	86
ぎんだら	表3A	56,68
きんつば	し好食品	100
ぎんなん	表1A	42
きんめだい	表3B	56

く

項目	表	ページ
茎にんにく	表6	86
くさや	表3C	62,103
ぐじ（あまだいと同じ）	表3C	58
くし団子（あん，みたらし）	し好食品	100
九条ねぎ（根深ねぎと同じ）	表6	88
くず粉（でんぷんと同じ）	表1A	40
くだもの	**表2**	**50,51**
くだもの缶詰	**し好食品**	**99**
ぐち（別名：いしもち）	表3C	58
クッキー	し好食品	100
クラッカー	表1B	41
くり	表1A	42,108
クリーム（生）	表5A	79
クリームチーズ	表5A	79
クリームパン	し好食品	99
くりかぼちゃ（西洋かぼちゃと同じ）	表1A	42
グリンピース	表1C	42,108
くるまえび	表3C	61,106
くるみ	表5A	78
グレープフルーツ	表2	50,53
クレソン	表6	86
くろだい（たいと同じ）	表3C	59
黒豆	表3B	64
クロワッサン	表1A	40,44
くわい	表1B	42

け

項目	表	ページ
鶏卵	表3B	65,71,107
ケール	表6	86
けんさきいか（いかと同じ）	表3C	60
玄米	表1A	40
玄米ごはん	表1A	40

こ

項目	表	ページ
こい	表3B	57
こいくちしょうゆ	調味料	95
こういか	表3C	60
こうなご（別名：いかなご）	表3B	56
こうなご（煮干し）	表3C	62
高野どうふ（凍りどうふと同じ）	表3B	64
ゴーダチーズ	表3A	65
ゴーヤ（別名：にがうり）	表6	88
凍りどうふ	表3B	64,71

こ～し

項目	表	ページ
コールラビ	表6	88
コーンオイル	表5A	78
コーンスターチ（でんぷんと同じ）	表1A	40
コーンフレーク	表1A	40,44
こがねがれい（かれいと同じ）	表3C	58
穀物	**表1**	**40,41**
コスレタス（レタスと同じ）	表6	88
こち	表3C	58
コッペパン（食パンと同じ）	表1B	40
このしろ（別名：こはだ）	表3B	56
こはだ（別名：このしろ）	表3B	56
ごはん	表1A	40,44
五分がゆ	表1A	40
ごぼう	表6	88
ごま	表5B	78,81
ごま油	表5A	78
ごまさば（さばと同じ）	表3B	57
こまつな	表6	86,87,104
ごまめ（田作りと同じ）	表3C	62
こむぎ粉（強力粉）	表1B	41
こむぎ粉（薄力粉）	表1A	40
米	表1A	40
子持ちかれい	表3B	56
コレステロールが多い食品	**参考資料**	**106,107**
こんにゃく	**表6**	**90**
コンビーフ（缶詰）	表3B	66
こんぶ	表6	90,105

さ

項目	表	ページ
サーロイン（和牛）	表5B	79
さいまき（くるまえびと同じ）	表3C	61
魚	**表3**	**56～59**
さくらえび（素干し）	表3C	62,106
さくら肉（うまと同じ）	表3C	67
さくらます（にじますと同じ）	表3B	57
さくらんぼ	表2	51
さくらんぼ（缶詰）	し好食品	99
さけ	表3C	59,73
さけ（くんせい）	表3B	61,103
さけ（水煮缶詰）	表3B	63
酒かす	調味料	94
さごし（さわらと同じ）	表3B	57
さざえ	表3C	60,106
ささかまぼこ	表3C	63,103
ささげ（乾）	表1C	42
ささげ（ゆで）	表1C	42
刺身こんにゃく（こんにゃくと同じ）	表6	90
さつまあげ	表3B	63,70,103
さつまいも	表1A	42,44
さといも	表1B	42,47,104,108
砂糖	調味料	94,96
サニーレタス（レタスと同じ）	表6	88
さば（味付缶詰）	表3B	63
さば（まさば）	表3B	57,70
さば（水煮缶詰）	表3B	63
ざぼん（ぶんたんと同じ）	表2	50
さやいんげん	表6	86,87
さやえんどう	表6	86
さより	表3C	58
サラダ菜	表6	86
ざらめ（砂糖と同じ）	調味料	94
さわら	表3B	57
さんとうさい	表6	86
さんど豆（さやいんげんと同じ）	表6	86
さんぽうかん	表2	50,104
さんま	表3A	56,68
さんま（味付缶詰）	表3A	63
さんま（開き干し）	表3A	61
さんま（みりん干し）	表3A	61
さんまのかばやき（味付缶詰）	表3B	63

し

項目	表	ページ
しいたけ	表6	90
しいら	表3C	58
塩さけ	表3B	57
塩たら	表3C	58,102
塩ます	表3C	59,102
し好飲料	**し好食品**	**101**
脂質の多い種実	**表5**	**78**
ししとうがらし	表6	86

し～そ

項目	ページ
しじみ　表3B	60
ししゃも(生干し)　表3B	61,70
しそ　表6	86,105
したびらめ　表3C	58
しちめんちょう　表3C	67
じねんじょ　表1B	42
しばえび　表3C	60,106
しみどうふ(凍りどうふと同じ)　表3B	64
しめさば　表3A	56
しめじ　表6	90
下仁田ねぎ(根深ねぎと同じ)　表6	88
シャーベット　し好食品	99
じゃがいも　表1A	42,44
しゃこ(ゆで)　表3C	61,106
ジャム　し好食品	**99**
ジャムパン　し好食品	99
シュークリーム　し好食品	100
ジュース(果汁10～70%)　し好食品	101
ジュース(天然果汁、濃縮還元)　し好食品	101
シュウマイの皮　表1B	41
じゅうろくささげ　表6	86
しゅんぎく　表6	86
じゅんさい　表6	88
しょうが　表6	88
紹興酒　し好食品	101
上新粉　表1A	40
焼酎(25度)　し好食品	101
焼酎(35度)　し好食品	101
ショートケーキ　し好食品	100
ショートニング　表5A	78
食塩　調味料	95
食パン　表1B	40,45
植物油　表5	78,80
食物繊維が多い食品　参考資料	**108,109**
ショルダーハム　表3A	66
ショルダーベーコン　表3B	66,103
しらうお　表3C	58,106
しらたき　表6	90
白玉粉　表1A	40
シルバー　表3B	56
しろうり　表6	88
しろざけ(さけと同じ)　表3C	59

す

項目	ページ
スイートコーン(缶詰)　表1B	42,108
スイートコーン(とうもろこしと同じ)　表1B	42
すいか　表2	50,53
ずいき　表6	88
水産練製品，佃煮　表3	**62,63**
すぐきな　表6	86,105
すけとうだら(たらと同じ)　表3C	58
すじこ　表3B	57,102,106
すずき　表3B	56
スターフルーツ　表2	50,108
ズッキーニ　表6	88
すっぽん　表3B	60
すなぎも:とり　表3C	67,107
スパゲティ(干し)　表1B	41,46
スパゲティ(ゆで)　表1B	41
スモークサーモン(さけ(くんせい)と同じ)　表3B	61
するめいか(いかと同じ)　表3C	60
ずわいがに(かにと同じ)　表3C	60

せ

項目	ページ
西洋かぼちゃ　表1A	42,44,108
清涼飲料:コーラ、サイダー、フルーツ飲料(無果汁)など　し好食品	101
赤飯　表1A	40
せっぱります(ますと同じ)　表3C	59
セミドライソーセージ　表3A	66
せり　表6	86
セロリー　表6	88
全粉乳　表4	76
せんべい　し好食品	99
ぜんまい　表6	88
全粒パン(食パンと同じ)　表1B	40

そ

項目	ページ
そうめん(干し)　表1B	40
そうめん(ゆで)　表1B	40

そ〜つ

ソース　調味料 ……………………………………… 94
ソーセージ（ウインナー）　表3A ………………… 66,69
ソール（したびらめと同じ）　表3C ………………… 58
そば（生）　表1B …………………………………… 40
そば（干し）　表1B ……………………………… 40,46
そば（ゆで）　表1B ……………………………… 40,46
そば粉　表1B ……………………………………… 41
ソフトクリーム　し好食品 ………………………… 99
ソフトとうふ　表3B ……………………………… 64
そら豆　表1C ……………………………………… 42
そら豆（乾）　表1C ……………………………… 42
ソルダム　表2 …………………………………… 50

た

ターキー（しちめんちょうと同じ）　表3C ………… 67
たい　表3C …………………………………… 59,73
たい（養殖）　表3B ……………………………… 57
だいこん　表6 ………………………………… 88,89
だいこん葉　表6 ………………………………… 86
たいさい　表6 …………………………………… 86
大正えび（くるまえびと同じ）　表3C …………… 61
大豆（乾）　表3B ……………………………… 64,109
大豆水煮缶詰　表3B …………………………… 64,109
大豆油　表5 ……………………………………… 78
大豆とその製品　表3 ………………………… **64**
たいせいようさば　表3A ………………………… 56
大福もち　し好食品 …………………………… 100
たいらがい（貝柱）　表3C ……………………… 60
たいらぎ（たいらがい（貝柱）と同じ）　表3C …… 60
たかな　表6 ……………………………………… 86
たかべ　表3B …………………………………… 57
たけのこ　表6 ………………………………… 88,105
たこ（生）　表3C ……………………………… 61,106
多脂性食品　表5 ……………………………… **79**
たたみいわし　表3C …………………………… 62
たちうお　表3A ……………………………… 56,68
脱脂乳　表4 …………………………………… 76
脱脂粉乳（スキムミルク）　表4 ………………… 76
だてまき　表3A ………………………………… 62
たまご（鶏卵と同じ）　表3B …………………… 65

卵, チーズ　表3 ……………………………… **65**
卵どうふ　表3B ……………………………… 65,107
たまちしゃ（別名：レタス）　表6 ……………… 88
たまねぎ　表6 ……………………………… 88,89
たら　表3C …………………………………… 58,73
たらこ　表3C ……………………………… 59,102,106
たらの芽　表6 ………………………………… 86
たらばがに（かにと同じ）　表3C ………………… 60
タン（牛舌）　表5B …………………………… 79
淡色野菜　表6 ……………………………… **88**
炭水化物の多い野菜と種実　表1 …………… **42**

ち

チーズ　表3 …………………………………… **65**
チーズスプレッド　表3A ……………………… 65
チェダーチーズ　表3A ………………………… 65
ちだい（たいと同じ）　表3B …………………… 59
ちぬ（たいと同じ）　表3B ……………………… 59
中華めん（生）　表1B ………………………… 41
中華めん（干し）　表1B ……………………… 41
中華めん（蒸し）　表1B …………………… 41,46
中華めん（ゆで）　表1B ……………………… 41
調味料 ………………………………………… **94**
チョココロネ　し好食品 ………………………… 99
チョコレート　し好食品 ……………………… 100
チョップドハム　表3B ………………………… 66
ちりめんじゃこ（いわし（煮干し）と同じ）　表3C … 62
治療用特殊食品（主食となるもの）　表1 …… **43**
チンゲンサイ　表6 …………………………… 86

つ

つくし　表6 ………………………………… 86,105
佃煮　表3 …………………………………… **62,63**
つけあげ（さつまあげと同じ）　表3B ………… 63
つけうり（しろうりと同じ）　表6 ……………… 88
粒うに　表3B ……………………………… 63,103,107
つみれ　表3B ……………………………… 63,103
つるな　表6 …………………………………… 86
つるむらさき　表6 …………………………… 86
つわぶき　表6 ………………………………… 88

て

低たんぱく質うどん（乾）	表1 治療用特殊食品	43
低たんぱく質おかゆ	表1 治療用特殊食品	43
低たんぱく質ごはん 1/10	表1 治療用特殊食品	43
低たんぱく質ごはん 1/25	表1 治療用特殊食品	43
低たんぱく質ごはん 1/35	表1 治療用特殊食品	43
低たんぱく質そうめん（乾）	表1 治療用特殊食品	43
低たんぱく質そば（乾）	表1 治療用特殊食品	43
低たんぱく質パスタ（乾）	表1 治療用特殊食品	43
低たんぱく質パン	表1 治療用特殊食品	43
低たんぱく質パンミックス	表1 治療用特殊食品	43
低たんぱく質米 1/25	表1 治療用特殊食品	43
低糖度ジャム	し好食品	99
テーブルビート	表6	88
てながえび（くるまえびと同じ）	表3C	61
デニッシュペストリー	し好食品	99
てんぐさ	表6	90,105
てんぷら粉（こむぎ粉（薄力粉）と同じ）	表1A	40
でんぷん	表1A	40
でんぷんパンミックス	表1 治療用特殊食品	43
でんぷん米 1/20	表1 治療用特殊食品	43
でんぷんもち	表1 治療用特殊食品	43

と

とうがん	表6	88
豆乳	表3B	64
豆乳飲料	し好食品	101
とうふ（きぬごし）	表3B	64
とうふ（もめん）	表3B	64,71
とうもろこし	表1B	42,47,108
ドーナッツ	し好食品	100
ところてん	表6	90
とさかのり	表6	90
どじょう	表3C	58,106
とど（ぼらと同じ）	表3B	56
とびうお	表3C	58
トマト	表6	86,87
トマトケチャップ	調味料	94,96,103
ドライソーセージ（サラミと同じ）	表5B	79,81
とらふぐ（ふぐと同じ）	表3C	58
どら焼き	し好食品	100
ドリアン	表2	51
とりがい	表3C	60
とり皮	表5A	79
とり肉：ささ身	表3C	67
とり肉：手羽（皮付き）	表3B	66,72
とり肉：ひき肉	表3B	66
とり肉：むね（皮付き）	表3B	66,72
とり肉：むね（皮なし）	表3C	67
とり肉：もも（皮付き）	表3B	66
とり肉：もも（皮なし）	表3B	66,72
ドレッシング	表5A	78,80
とろ	表3B	57

な

ながいも	表1B	42,47,104
ながさきはくさい	表6	86
長ねぎ（根深ねぎと同じ）	表6	88
なし	表2	50,52
なす	表6	88,89
なずな	表6	86
なたね油	表5	78
納豆	表3B	64,71,109
なつみかん	表2	50,109
なばな	表6	86
生あげ	表3B	64,71
生クリーム（クリーム（生）と同じ）	表5A	79
なまこ	表3C	60,109
なまふ	表1C	41
生ゆば	表3B	64
なまり（かつお）	表3C	62
なまりぶし	表3C	62
なめこ	表6	90
なると	表3B	62,103
ナン	表1B	40,45
なんきん豆（ピーナッツと同じ）	表5B	78

に

にがうり	表6	88

に〜ひ

項目	表	ページ
肉とその加工品	**表3**	**66,67**
にじます	表3B	57
にしん	表3B	57
にしん：かずのこ（塩蔵）	表3C	62
にしん：かずのこ（乾）	表3C	62
にしん：かずのこ（生）	表3B	61
にしん：くんせい	表3B	61,102
にべ（いしもちと同じ）	表3C	58
日本かぼちゃ	表1B	42,104,108
日本酒　し好食品		101
煮豆　し好食品		**99**
乳飲料：ラクトコーヒー　し好食品		101
乳飲料：ラクトフルーツ　し好食品		101
乳酸菌飲料（殺菌乳製品）　し好食品		101
乳酸菌飲料（乳製品）　し好食品		101
乳製品（チーズを除く）	**表4**	**76**
にら	表6	86,87,105
にんじん	表6	86,87
にんにく	表6	88,105

ね

項目	表	ページ
ネーブルオレンジ	表2	50
ネクタリン	表2	50,108
根深ねぎ	表6	88,89
練りうに	表3A	62,103,107
練りようかん　し好食品		100

の

項目	表	ページ
濃厚ソース　調味料		94,103
のざわな	表6	86
のびる	表6	86,105
のり	表6	90,105

は

項目	表	ページ
パイナップル	表2	51,109
パイナップル（缶詰）　し好食品		99
ばかがい（別名：あおやぎ）	表3C	60
はくさい	表6	88,89
白桃（ももと同じ）	表2	50
はぜ	表3C	58
はぜ（甘露煮）	表3B	63
はぜ（佃煮）	表3B	63,103
パセリ	表6	86,105
バター	表5A	78,80
バターロール	表1B	40,45
はたはた	表3B	56
はちみつ　調味料		94
二十日だいこん	表6	88
初がつお（かつお（春獲り）と同じ）	表3C	58
はっさく	表2	50,109
葉とうがらし	表6	86,105
バナナ	表2	51,53
はな豆（いんげん豆と同じ）	表1C	42
はなやさい（カリフラワーと同じ）	表6	88
馬肉（うまと同じ）	表3C	67
葉ねぎ	表6	86
パパイア	表2	50,108
はまぐり	表3C	60,102
はまぐり（佃煮）	表3B	63
はまち	表3B	57
はも	表3C	59
ハヤシルウ　調味料		94,103
はやとうり	表6	88
はるさめ（干し）	表1A	40
春巻きの皮	表1B	41
パルメザンチーズ	表3B	65
バレンシアオレンジ	表2	50
パン粉	表1B	41
はんぺん	表3B	63,103

ひ

項目	表	ページ
ピーナッツ	表5B	78,81
ピーナッツバター	表5B	78
ビーフン（干し）	表1A	40
ピーマン（青）	表6	86,87
ピーマン（赤）	表6	86
ピーマン（黄）	表6	88
ビール　し好食品		101
ビール（発泡酒）　し好食品		101
ひじき	表6	90,105

ひ～ほ

項目	分類	ページ
ビスケット	し好食品	100
ピスタチオ	表5B	78
ひつじ：かた	表3A	66
ひつじ：もも	表3B	66
ひつじ：ロース	表3A	66
ひのな	表6	86
ひやむぎ(干し)	表1A	40
ひやむぎ(ゆで)	表1B	40
ひらたけ	表6	90
ひらめ(天然)	表3C	59
ひらめ(養殖)	表3C	59
ひろしまな	表6	86,105
びわ	表2	50,109
びわ(缶詰)	し好食品	99
びんちょうまぐろ(まぐろと同じ)	表3	57,59
びんながまぐろ(まぐろと同じ)	表3	57,59

ふ

項目	分類	ページ
ふ	表1C	41
フィッシュソーセージ(魚肉ソーセージと同じ)	表3A	62
フィッシュハム(魚肉ハムと同じ)	表3A	62
ふかひれ	表3C	62
ふき	表6	88
ふき豆(煮豆)	し好食品	99
ふぐ	表3C	58
豚肉：かた	表3B	66
豚肉：かたロース	表3B	66
豚肉：そともも	表3B	66
豚肉：ひき肉	表3A	66
豚肉：ヒレ	表3C	67
豚肉：もも	表3C	67,74
豚肉：ロース	表3B	66,72
豚ばら肉	表5B	79,81
ふだん草	表6	86,105
普通牛乳	表4	76
ふっこ(すずきと同じ)	表3B	56
ぶどう	表2	51,53
ぶどう(缶詰)	し好食品	99
ぶどうパン	表1B	40

項目	分類	ページ
ふな	表3C	59
ふな(甘露煮)	表3A	62
ブラジルナッツ	表5A	78
ブラックタイガー	表3C	61,74,106
プラム(すもも)	表2	50,109
フランクフルトソーセージ	表3A	66
フランスパン	表1B	40,45
ぶり	表3B	59,70
ブルーベリー	表2	51,108
ブルーベリー(ジャム)	し好食品	99
プルーン	表2	51,109
プレスハム	表3B	66,103
フレンチドレッシング	調味料	95
プロセスチーズ	表3A	65,69
ブロッコリー	表6	86,87
ぶんたん(ざぼん)	表2	50

へ

項目	分類	ページ
べいなす(なすと同じ)	表6	88
ベーコン	表5B	79,81
ペカン	表5A	78
べにざけ(さけと同じ)	表3C	59
べにずわいがに(かにと同じ)	表3C	60

ほ

項目	分類	ページ
ホイップクリーム(クリーム(生)と同じ)	表5A	79
ほうぼう	表3B	56
ほうれん草	表6	86,87,105
ホキ	表3C	58
干しあんず	し好食品	99
干しいも	表1A	42
干しがき	し好食品	99
干しくだもの	**し好食品**	**99**
干しバナナ	し好食品	99
干しぶどう	し好食品	99
ほたてがい	表3C	60,74,102
ぼたん肉(いのししと同じ)	表3A	66
ほっきがい	表3B	60
ほっけ	表3B	56
ほっけ(開き干し)	表3B	61

ほ〜め

項目	区分	ページ
ほっこくあかえび（あまえびと同じ）	表3C	60
ホットケーキ	し好食品	99
ポテトチップス	し好食品	100
骨付きハム	表3A	66
ぼら	表3B	56
ボロニアソーセージ	表3A	66,69
ほんがつお（かつおと同じ）	表3B	57
ぽんかん	表2	50,109
ほんしめじ（しめじと同じ）	表6	90
ぼんたん（ぶんたんと同じ）	表2	50
ほんまぐろ（まぐろと同じ）	表3	57,59
ボンレスハム	表3B	66

ま

項目	区分	ページ
マーガリン	表5A	78
まあじ（あじと同じ）	表3B	56
マーマレード	し好食品	99
まいたけ	表6	90
まかじき（かじきと同じ）	表3C	59
マカダミアナッツ	表5A	78
まがつお（かつおと同じ）	表3B	57
マカロニ（干し）	表1B	41
マカロニ（ゆで）	表1B	41
まぐろ（赤身）	表3C	59
まぐろ（味付缶詰）	表3B	63
まぐろ（油漬缶詰）	表3A	63,68
まぐろ（あぶら身）	表3B	57,70
まぐろ（水煮缶詰）	表3C	63
まごち（こちと同じ）	表3C	58
まさば（さばと同じ）	表3B	57
マシュマロ	し好食品	100
ます	表3C	59
ます（水煮缶詰）	表3B	63
マスカット	表2	51
ますのすけ（キングサーモンと同じ）	表3B	57
まだい（たいと同じ）	表3C	59
まだこ（たこと同じ）	表3C	61
まだら（たらと同じ）	表3C	58
マッシュルーム	表6	90
まつたけ	表6	90
松の実	表5A	78
まつばがに（かにと同じ）	表3C	60
マトン（ひつじと同じ）	表3	66
まながつお	表3B	57
まふぐ（ふぐと同じ）	表3C	58
豆（大豆を除く）	**表1**	**42**
マヨネーズ	表5A	78,80
マンゴー	表2	51,109
まんじゅう	し好食品	100

み

項目	区分	ページ
身欠きにしん	表3B	61
みかん	表2	50,52
みかん（缶詰）	し好食品	99
みずかけ菜	表6	86
みずがらし（クレソンと同じ）	表6	86
みずな（きょうな）	表6	86
みそ	調味料	94,96,103
みつば	表6	86,105
みなみまぐろ	表3C	59
ミニトマト（トマトと同じ）	表6	86
みょうが	表6	88
みりん	調味料	94,96
みるがい	表3C	60

む

項目	区分	ページ
蒸しかまぼこ	表3B	63
蒸し切干	表1A	42
むつ	表3B	57
無糖練乳（エバミルク）	表4	76

め

項目	区分	ページ
メープルシロップ	調味料	94
めかじき	表3B	56
芽キャベツ	表6	86,105
めざし	表3A	61
めし（ごはんと同じ）	表1A	40
めじまぐろ（まぐろと同じ）	表3	57,59
めじろ（ぶりと同じ）	表3B	57
めばちまぐろ	表3C	59

め～る

め

めばる 表3C	59
メルルーサ 表3C	58
メロン 表2	50,104
めんつゆ 調味料	95

も

もずく 表6	90
もち 表1A	40,44
もち米 表1A	40
戻りがつお（かつおと同じ） 表3B	57
もなか し好食品	100
もも 表2	50,52,109
もも（缶詰） し好食品	99
もやし（大豆） 表6	88,89
モロヘイヤ 表6	86,105

や

焼きいも 表1A	42
焼きかまぼこ 表3B	63
焼きちくわ 表3B	63,103
焼きどうふ 表3B	64
やきふ（ふと同じ） 表1C	41
焼き豚 表3B	66,103
野菜（炭水化物の多い一部の野菜を除く） 表6	**86,88**
やつがしら 表1B	42,104,108
やなぎむしがれい：干し（かれい（干し）と同じ） 表3C	62
やまのいも 表1B	42,47
やりいか（いかと同じ） 表3C	60

ゆ

油脂 表5	**78**
ゆであずき（缶詰） し好食品	100
ゆで大豆 表3A	64,109
ゆでだこ 表3C	61,74
ゆば（生） 表3B	64
ゆば（干し） 表3B	64
ゆりね 表1B	42,47,108

よ

ようさい 表6	86
ようなし 表2	51,109
ようなし（缶詰） し好食品	99
ヨーグルト（全脂無糖） 表4	76
ヨーグルト（脱脂加糖） 表4	76
ヨーグルト（ドリンクタイプ） 表4	76
よめな 表6	86,105

ら

ラード 表5A	78
ラーメン（中華めんと同じ） 表1B	41
ラー油 表5A	78
ライチー 表2	51
らい麦パン 表1B	40
ラクトアイス・低脂肪 し好食品	99
ラズベリー 表2	50,108
らっかせい（ピーナッツと同じ） 表5B	78
らっきょう 表6	88
ラディッシュ（二十日だいこんと同じ） 表6	88
ラム（ひつじと同じ） 表3	66
ラムネ（錠菓） し好食品	100
卵黄 表3A	65,107
卵白 表3C	65

り

リーキ 表6	86
リーフレタス（レタスと同じ） 表6	88
リキュール類 し好食品	**101**
リブロース（牛肉） 表5B	79
リブロース（和牛） 表5A	79
緑黄色野菜 表6	**86**
緑豆はるさめ（はるさめ（干し）と同じ） 表1A	40
りんご 表2	51,52,109
りんご（缶詰） し好食品	99
りんご（ジャム） し好食品	99

る

| ルバーブ 表6 | 88 |

れ〜わ

れ

- れいし（ライチーと同じ）　表2 ……………………… 51
- レタス　表6 …………………………………… 88,89
- レバー（牛の肝臓）　表3B ……………………… 66,107
- レバー（とりの肝臓）　表3B …………………… 66,72,107
- レバー（豚の肝臓）　表3C ……………………… 67,107
- レバーペースト　表5B ………………………………… 79
- レモン　表2 ………………………………………… 50,108
- れんこん　表1B …………………………… 42,47,104,108

ろ

- ローストビーフ　表3B ……………………………………… 67
- ロースハム　表3B ……………………………… 67,72,103
- ローメインレタス（レタスと同じ）　表6 ……………… 88
- ロールパン　表1B ………………………………… 40,45
- ロブスター（いせえびと同じ）　表3C …………………… 61

わ

- ワイン（ぶどう酒）　し好食品 ……………………… 101
- わかさぎ　表3C ……………………………………… 58,106
- わかさぎ（佃煮・あめ煮）　表3B …………………… 63
- わかめ　表6 ………………………………………… 90,105
- 和牛肉：かた　表3A ………………………………… 66
- 和牛肉：そともも　表3A …………………………… 66
- わけぎ　表6 ………………………………………… 86
- ワッフル（カスタード）　し好食品 ………………… 100
- わらさ（ぶりと同じ）　表3B ………………………… 57
- わらび　表6 ………………………………………… 88

検印省略

糖尿病腎症の
食品交換表 第3版
定価（本体1,500円＋税）

平成10年	4月17日	第1版	第1刷発行
平成15年	2月11日	第2版	第1刷発行
平成28年	6月 1日	第3版	第1刷発行
令和 7年	2月14日	同	第4刷発行

編・著者　一般社団法人 日本糖尿病学会
発行者　公益社団法人 日本糖尿病協会
発行所　株式会社 文光堂
　　　　〒113-0033　東京都文京区本郷7-2-7
　　　　TEL（03）3813-5478（営業）
　　　　　　（03）3813-5411（編集）

ⓒ一般社団法人 日本糖尿病学会, 2016　　印刷・製本：株式会社 加藤文明社
　　　　　　　　　　　　　　　　　　　　デザイン：株式会社 プレゼンツ

ISBN978-4-8306-6048-1　　　　　　　　　　　　　　　　Printed in Japan

本書の無断複写は，著作権法上での例外を除き禁じられています．
本書に掲載された著作物の翻訳・複写・転載・データベースへの取り込みおよび送信
に関する許諾権は，（一社）日本糖尿病学会が保有します．

糖尿病患者さんのための
「食事療法の必携書」最新版！

糖尿病食事療法のための食品交換表 第7版

日本糖尿病学会 編・著

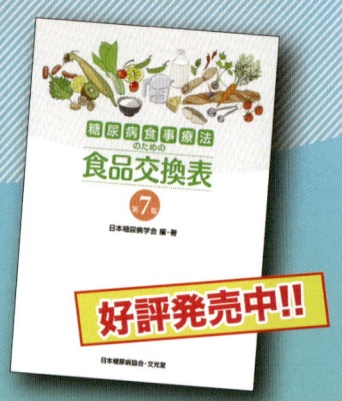

好評発売中!!

B5判・132頁・4色刷
定価(本体900円+税)
ISBN 978-4-8306-6046-7

初版発刊以来50年以上，糖尿病患者さん，医療スタッフから高い評価をいただいているロングセラーの最新版！炭水化物の適正な摂取量に対する社会的関心の高まりを受け，柔軟な対応ができる内容に改正．より使いやすくなって，毎日の食事を楽しみながら根気よく食事療法を続けられます．

☆ 第7版のポイント ☆
1. 食品分類表のなかの1単位あたりの栄養素の平均含有量の一部を見直した．
2. 食事に占める炭水化物の割合について，60％，55％，50％の配分例を示した．
3. 表紙見返しに「私の食事療法」記入欄をつくった．
4. 耳慣れない用語や注意点について，コラムや図を挿入して理解しやすくした．

● 主な目次

1　糖尿病とは
2　糖尿病治療の目標
3　糖尿病治療の方法
4　糖尿病治療のための食事とは
　適正な摂取エネルギー量の食事
　健康を保つために必要な栄養素
　血糖コントロールをよくする食事
　合併症を防ぐ食事
　食事療法のすすめ方
5　食品交換表について
　食品群の分類 6つの食品グループ（6つの表）
　食べる量をはかるものさし・・・単位＝80キロカロリー
　食品の交換～2つの原則～
6　食品交換表の使い方
　1日の指示単位および炭水化物の割合
　1日にどの表から何単位とるか
　朝食，昼食，夕食，間食へどのように配分するか
　献立のたてかた
　1日20単位（炭水化物55％）の食事献立（例）
　　1日の指示単位（指示エネルギー量）の配分例：炭水化物60％
　　1日の指示単位（指示エネルギー量）の配分例：炭水化物55％
　　1日の指示単位（指示エネルギー量）の配分例：炭水化物50％
7　食品のはかり方
8　食事療法を長続きさせるために
[表1]●穀物 ●いも，炭水化物の多い野菜と種実，豆(大豆を除く)
[表2]●くだもの
[表3]●魚 ●貝 ●いか，たこ，えび，かに，その他 ●魚介の干物，水産練製品，佃煮など ●魚介缶詰 ●大豆とその製品 ●卵，チーズ ●肉とその加工品
[表4]●牛乳と乳製品（チーズを除く）
[表5]●油脂，脂質の多い種実，多脂性食品
[表6]●緑黄色野菜 ●淡色野菜 ●海藻，きのこ，こんにゃく
[調味料]●みそ，みりん，砂糖など
[外食料理・調理加工食品類・し好食品]●ごはん物，丼物，すし，弁当 ●めん類，パン食，一品料理ほか ●インスタント食品・調理加工食品 ●アルコール飲料，し好飲料 ●アイスクリーム，くだものの缶詰，菓子類など
＜参考資料＞
　食塩が多い食品
　コレステロールが多い食品
　食物繊維が多い食品
　表1，表2，表4の食品，調味料の炭水化物・糖質・食物繊維含有量
　単位配分表から1日の各栄養素の総量を算出できる仕組み（模式図）

文光堂　http://www.bunkodo.co.jp　〒113-0033 東京都文京区本郷7-2-7　tel.03-3813-5478/fax.03-3813-7241

糖尿病患者さんへバラエティに富んだ献立を提供します！
日本糖尿病学会が編集した『食品交換表 第7版』活用の手引き

糖尿病食事療法のための 食品交換表 活用編 第2版
献立例とその実践

日本糖尿病学会 編・著

本書は，『糖尿病食事療法のための食品交換表 第7版』に準拠して，より多くのバラエティに富んだ献立例を提示している"実践版"．

『食品交換表』と併せてご利用ください

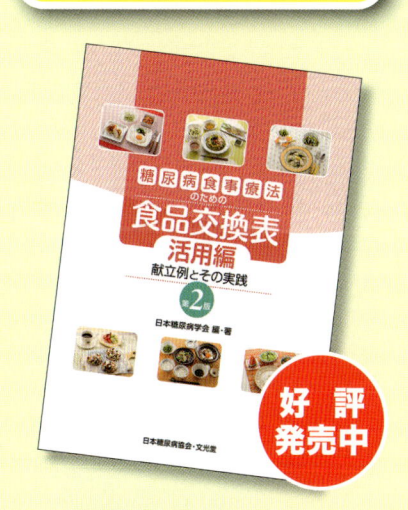

◎本書の構成

[Part-1]
まず，モデル献立として1日15単位，18単位，20単位，23単位，25単位の順に，それぞれ炭水化物の割合が60％，55％，50％の朝食・昼食・夕食・間食を，食事献立表とともに掲載しました．

[Part-2]
Part1のモデル献立の各料理をどのように入れ替えて，多くのバリエーションを作成することができるのか，その具体例を提示しました．

[Part-3]
1日の指示単位が15～25単位の各単位における指示単位配分例を，炭水化物の割合が60％，55％，50％の3段階で示しました．

[Part-4]
日常の食生活の中に外食や中食を上手に取り入れるための考え方や工夫のしかたについて解説しました．

[付録]
よくある質問とその答えを掲載しました．

好評発売中

- B5判・152頁・4色刷
- 定価(本体**1,200**円+税)
- ISBN978-4-8306-6047-4

☆『食品交換表』とともに利用することで，より効果的な糖尿病食事療法を行うことができます．
☆患者さんはもとより医師，看護師，管理栄養士にも必携の書!!

文光堂　http://www.bunkodo.co.jp　〒113-0033 東京都文京区本郷7-2-7　tel.03-3813-5478/fax.03-3813-7241